U0251521

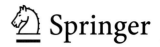

微创毛发移植
理论与实践

FUE Hair Transplantation
A Minimally Invasive Approach

主　编：(德) 雷萨·皮·阿扎尔 (Reza P. Azar)

Zentrum für Moderne Haartransplantation

Berlin

Germany

主　审：胡志奇　陶　凯

主　译：苗　勇　徐嘉若　李小龙

副主译：李新枫　李建新　张　蕾

北方联合出版传媒（集团）股份有限公司

辽宁科学技术出版社

沈阳

© 2021 辽宁科学技术出版社

著作权合同登记号：第 06-2019-119 号。

图书在版编目（CIP）数据

微创毛发移植理论与实践 /（德）雷萨·皮·阿扎尔
（Reza P. Azar）主编；苗勇，徐嘉若，李小龙主译 .—沈阳：
辽宁科学技术出版社，2021.6
ISBN 978-7-5591-1994-0

Ⅰ . ①微… Ⅱ . ①雷… ②苗… ③徐… ④李… Ⅲ .
①毛发—移植术（医学）Ⅳ . ① R622

中国版本图书馆 CIP 数据核字（2021）第 051097 号

出版发行：辽宁科学技术出版社
（地址：沈阳市和平区十一纬路 25 号　邮编：110003）
印 刷 者：辽宁新华印务有限公司
经 销 者：各地新华书店
幅面尺寸：210mm × 285mm
印　　张：10
字　　数：260 千字
出版时间：2021 年 6 月第 1 版
印刷时间：2021 年 6 月第 1 次印刷
责任编辑：凌　敏
封面设计：魔杰设计
版式设计：袁　舒
责任校对：黄跃成

书　　号：ISBN 978-7-5591-1994-0
定　　价：168.00 元

联系电话：024—23284363
邮购热线：024—23284502
E-mail:lingmin19@163.com
http://www.lnkj.com.cn

这本书献给我的灵魂伴侣——可爱的妻子塔尼娅（Tanja）。

她一直是我生命中爱、灵感、动力和支持的源泉。

主审

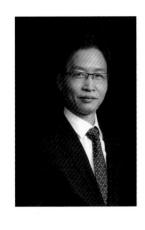

胡志奇

南方医科大学南方医院整形美容外科主任，教授，主任医师，博士生导师，博士后合作导师。现任中国医师协会美容与整形医师分会副会长、中国医师协会住院医师规范化培训专业委员会整形外科副主任委员、中国医师协会美容与整形医师分会毛发整形美容专业委员会主任委员、中国整形美容协会抗衰老分会副会长、中国整形美容协会毛发医学分会副会长、中华医学会医学美容分会常务委员、日本整形外科学会会员，《中国美容整形外科杂志》副主编、《Plastic and Aesthetic Research》杂志副主编、《中华整形外科》杂志编委。主持国家自然科学基金项目 5 项，发表论文 200 余篇，主编专著 2 部、副主编专著 4 部、参编专著 10 余部。

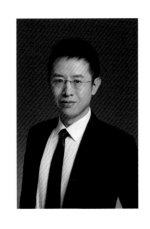

陶 凯

北部战区总医院烧伤整形科主任，主任医师，博士生导师。现任中国医师协会美容与整形医师分会常务委员、中华医学会整形外科学分会委员、中华医学会显微外科学分会委员、中国康复医学会修复重建专业委员会常务委员、中国医师协会显微外科医师分会委员、中国人民解放军医学科学技术委员会整形外科专业委员会副主任委员，《中国美容整形外科杂志》常务副主编、《Stem Cells International》杂志国际编委、《中华显微外科杂志》编委，沈阳市医疗美容专业质量控制中心主任。主持各类基金项目 7 项，先后在国内外期刊上发表论文 100 余篇，其中 SCI 收录文章 24 篇（影响因子合计 69.6329），主编专著 14 部、参编专著 10 余部。

主译

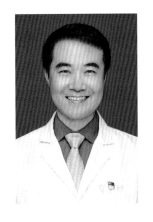

苗 勇

南方医科大学南方医院整形美容外科副主任医师，医学博士，硕士研究生导师。现任中华医学会医学美学与美容学分会美容外科学组秘书、中国医师协会美容与整形医师分会毛发专业委员会秘书、中国整形美容协会毛发医学分会常务委员、中国整形美容协会海峡两岸分会毛发学组副组长、中国整形美容协会抗衰老分会青年委员会常务委员。目前主持和参与的包括国家自然科学基金在内的各类国家和省部级课题 10 余项，申请、授权专利 10 项，在国内外学术期刊上发表论文 60 余篇。主编专著《头面部毛发的美学种植与文饰》，作为执笔人参与制定《中国人雄激素性脱发诊疗指南》。

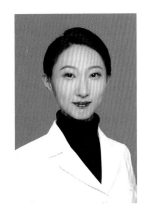

徐嘉若

北部战区总医院烧伤整形外科医师，毕业于中国人民解放军第二军医大学临床医学专业。擅长体表肿物切除与修复、面部微创抗衰治疗、眼鼻美容、面部年轻化手术和毛发移植。

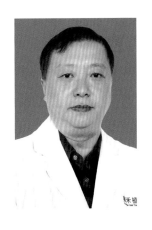

李小龙

雍禾医疗集团医疗总院长，主任医师，教授，EMBA 硕士，硕士研究生导师。毕业于中国人民解放军第三军医大学，曾就读于北大光华学院。曾先后在中国人民解放军总医院、中国人民解放军总医院第八医学中心、原总参管理保障部卫生局担任主要领导职务，曾任中国国际文化传播中心中医药与健康委员会秘书长。从事国际医学交流和国际医院援助项目建设 15 年，从事医院医疗管理工作 35 年。任两部临床医学专著副主编，在国内统计源核心期刊上发表论文 21 篇，SCI 收录论文 2 篇。

副主译

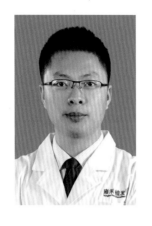

李新枫

雍禾医疗集团植发技术研究院植发导师，雍禾植发医学专家委员会副主任。从事毛发移植工作 12 年，掌握 FUT 与 FUE 两项植发技术流程，擅长 FUE 植发技术及各类种植方式的临床应用，侧重于脱发人群的综合治疗和个性化治疗，在植发技术领域有较大的影响力。同时负责协助雍禾医疗集团推动植发行业创新项目的推广，完善人性化医疗服务流程等相关工作。

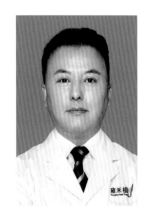

李建新

雍禾医疗集团全国指导团专家，主治医师。现任中国非公立医疗机构协会皮肤专业委员会委员、中国研究型医院学会医学美容专业委员会委员。从事临床外科工作 17 年、毛发移植工作 11 年，擅长植发、生发及斑秃的治疗，在毛发移植方面有很深的造诣，积累了丰富的临床经验。

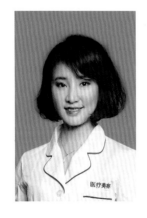

张　蕾

沈阳创美荟医疗美容机构专业医师，整形美容外科主治医师。从事面部整形美容工作 10 余年，擅长眼周整形美容、面部注射美容、面部线雕年轻化、毛发移植年轻化、女性私密整形等。

译者

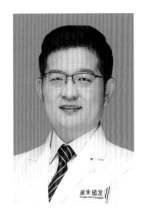

徐 鲁

武汉雍禾美度医疗美容机构植发技术院长，雍禾植发技术研究院项目部主任，整形外科主治医师。现任亚洲植发协会会员、中国研究型医院学会会员。曾赴韩国、泰国等多国进行国际植发技术交流与研讨。加入雍禾医疗集团从事植发工作多年，累计成功案例 10 余万例。"雍禾脱发爱计划"公益活动发起人，新浪微博网红大 V 医生，拥有 150 万粉丝，为很多 CBA 球员做过植发，被誉为植发界"明星植发医师"。

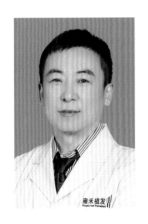

王 永

雍禾医疗集团副院长，整形外科主诊医师。从事毛发移植工作 10 余年，累计开展了毛发移植手术万余例，积累了丰富的临床经验，并培养植发医师 30 余人。首创舒适化植发等新技术，带领雍禾医疗集团北京分院在全集团 50 余家分院中，质量和业绩长期稳居第一。

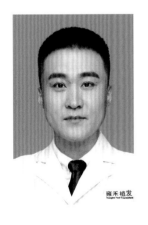

王传凯

雍禾医疗集团毛发移植专科医师。从事毛发移植工作和脱发研究 10 余年，对毛发显微精细移植手术有独到的见解和成就，一直致力于把美学和毛发移植相结合。多次赴美国、日本、韩国学习和交流显微毛发移植外科手术和毛发美学。擅长男性重度脱发治疗、女性发际线艺术种植、眉毛和胡须个性化种植，在植发界享有较高声誉。

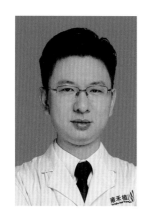

张东宏

杭州雍禾美度医疗美容机构医疗院长，浙江省医疗美容主诊医师。从事毛发移植工作 10 余年，积极钻研毛发移植手术规范，在毛发移植方面做到精心、细致，并不断创新，临床积累了近万例成功案例。

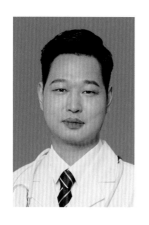

周龙飞

雍禾医疗集团深圳分院医疗院长，主治医师。从事毛发移植工作 8 年，精通 FUE 植发技术，完成各类植发手术 6000 余例。临床经验丰富，技术精湛，注重毛发移植个性化的方案设计。在头发种植、发际线调整、眉毛种植、睫毛种植等方面有深入的研究，尤其对于具有较高要求的女性恢复自然发际线问题，有独到的见解。

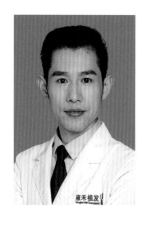

蔡允剑

雍禾医疗集团技术院长，雍禾医疗集团植发导师，雍禾医疗集团南京分院医疗院长，整形外科主治医师，美容外科主诊医师。从事毛发移植工作 7 年多，完成国内外患者植发手术 8000 余例。多次参加国内外毛发移植学术交流，曾获植发行业医疗质量安全奖。在 7 年多的医疗管理工作中培养了众多优秀、高效、专业的医师及护理人员。在管理过程中利用现代医疗信息和智能化医疗手段，有效地提升了医疗团队的执行力和学习力。

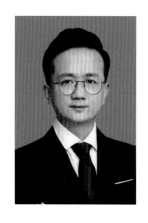

张久赋

上海艺星医疗美容医院专业医师，整形外科主治医师。曾就职于中国人民解放军第一一三医院，先后于杭州市第一人民医院美容外科、上海交通大学医学院附属第九人民医院整复外科进修。现任亚洲毛发移植及外科修复协会会员、中国整形美容协会毛发医学分会委员。

前言

虽然人的一生中有1/3的时间在经历脱发，但人们通常将脱发视为忌讳，很少在日常的交流中讨论它。目前，人们对脱发的态度正在发生变化，越来越多的人开始关注脱发、讨论脱发，脱发和毛发移植术也因此越来越成为公众讨论的话题。毛发移植术曾经是一种相对比较隐私的治疗，但广泛的媒体报道和文献记载已使其成为一个大众话题。

对于脱发的治疗而言，现代毛发移植术在大部分情况下都疗效确切，但许多患者甚至医师对毛发移植术的术式都不甚了解。本书展现了与毛发移植术相关的各种方法，并探讨了它们各自的优缺点。

虽然毛发修复外科可以解决脱发患者的一些问题，作为外科学的一个分支也受到医学界认可，但因医学专业目录中尚未包含毛发修复技术，因此毛发修复技术尚未出现在任何一门专科培训教材中。这不可避免地导致只有少数毛发修复外科医师在少数专业的私人诊所中才能学习到毛发移植的相关内容。目前，医学院校既不关注毛发修复外科，也不关注其应用基础研究。这种情况导致患者和医师都非常需要相关信息和教育。

举例来讲，我会将毛发修复术的现状与20世纪80年代的骨科微创手术进行比较。当时，开放式膝关节手术是主要的治疗选择。随着膝关节镜技术的逐渐普及，保守的外科医师逐渐认识到膝关节镜技术的重要性，但他们依然认为在手术过程中必须广泛暴露出个体的解剖结构。根据当时的医学知识，人们无法想象，与传统的开放术式相比，膝关节的微创关节镜手术可以做到同样好甚至更好的效果。而如今，几乎所有的膝关节手术均采用微创的关节镜操作，曾经被认为标准的开放术式几乎无异于医疗事故。

正基于此，本书力求告知医师，使其明白雄激素性脱发是一个持续进展过程，采用手术的方式是无法有效控制其进展的。本书还阐述了传统术式由于损伤较大，可能引起严重的并发症，应避免在将来的治疗中出现这些并发症。

除此之外，本书还介绍了一种创伤性较小的术式，即微创毛发移植术，并探讨了其优点。微创毛发移植术，也称为FUE（Follicle Unit Extraction，毛囊单位提取）法，是迄今为止对组织损伤最小和最可持续的毛发移植方法。它也是现代毛发移植术中可获取单个毛囊单位的唯一一种符合解剖学的、微创的方法。严格来说，它也可以说是唯一能够有效治疗进行性脱发而不会在供区造成明显组织损伤的方法。

微创毛发移植术使用专门的毛囊提取针从后枕部的非脱发区域获取单个毛囊单位作为供区毛发，然后植入脱发区域。采用该方法还可以使毛发修复外科医师能够从头发边缘和生长体毛的部位获取毛囊，可以获得更多的供区毛发。

　　本人自从在德国开展微创毛发移植术以来，几乎每天都亲自进行毛发移植术操作，经历了过去几十年的技术发展，并始终与许多患者保持着直接联系。不幸的是，我在日常实践中发现一个越来越普遍的问题，这便是毛发移植术的适应证选择不当及其并发症的问题，当然我也在本书中对其进行了强调。此外，虽然市场上完成的毛发修复手术数量在逐渐增加，但手术质量却在逐渐降低。出现医疗质量降低趋势的原因主要有两个：一方面，与其他国家相比，土耳其等国家的"打折"治疗严重降低了治疗质量；另一方面，为了降低成本而将需要医师亲自操作的部分委派给非医疗从业者，也导致了治疗质量显著降低。这两方面都违反了伦理准则，因为它们会给患者带来巨大的风险，且降低了治疗质量及治疗效果。

　　我在书中强调读者需要注意当前的状况。我的目的不是谴责个别诊所或同行，而是要指出和批评治疗过程中的不当之处，以期能够改善患者的治疗状况。

　　本书全面地介绍了毛发移植术的相关内容，还介绍了微创毛发移植术的现有方法和未来发展，适合于整形和美容外科医师、皮肤科医师以及从事毛囊相关研究的科学家，他们需要有关毛发移植方法的更多信息。

雷萨·皮·阿扎尔（Reza P. Azar）

2017 年秋于德国柏林

目录

四、FUE 法：微创毛发移植术 37

五、术前准备 37

（一）病史采集 37

（二）适应证和禁忌证 38

六、术前设计 41

（一）发际线 41

（二）计算面积 45

（三）确定供区的 FU 数或毛发数 54

（四）计算所需移植物的数量 54

（五）确定毛干直径 56

七、手术的保障 57

八、与患者相关的准备工作 59

（一）获得患者的知情同意 59

（二）影像资料的建档 60

（三）剃除全部或部分的毛发 60

九、手术操作 62

（一）皮肤消毒和浸润麻醉 62

（二）手术提取供区毛囊 66

（三）受区打孔 76

（四）毛囊移植物的植入 86

（五）治疗效果 88

第一章　自体毛发移植的发展历史

第一次毛发移植试验是在 19 世纪初于德国维尔茨堡进行的，但是所有传统毛发移植方法包括打孔提取法、头皮条切取法和 FUE 法等都起源于日本。

在 20 世纪 30 年代，日本医师奥田（Okuda）和田村（Tamura）开始进行自体毛发移植。奥田（Okuda）最初使用经典打孔器获取移植物，并将"含有毛发的皮岛"移植到受区，为打孔提取法奠定了基础[1]。田村（Tamura）采用了另一种不同的方法。他通过切取皮肤然后将其分离成小块的方法来获取移植物。这个方法因此称为头皮条切取法，为 FUT 法奠定了基础[2]。

日本医师稻叶真澄（Masumi Inaba）于 1988 年首次使用 1mm 空心针获取单个毛囊单位（Follicular Unit，FU），这种方法被称为"毛囊单位提取法"（Follicular Unit Extraction，FUE 法）。因其具有组织损伤较小的特点，至今仍是毛发移植术中唯一一种通过微创手段获取毛囊的方法（表 1.1）。

在 20 世纪 50 年代末，美国医师欧伦泰（Orentreich）首次将奥田（Okuda）所描述的自体毛发移植术引入西方世界。此后，欧伦泰（Orentreich）发表了治疗雄激素性脱发相关的临床成果，并提出了供区优势理论[3]。该理论首次描述了后枕部的毛囊在被移植到雄激素性脱发患者的脱发区域后依然能保持其健康的特征，即对二氢睾酮（DHT）不敏感。这意味着移植的毛囊由于对二氢睾酮不敏感，不受雄激素性脱发的影响，即使在新的位置也能产生健康的毛发，并且在患者的一生中都会如此。

直接移植直径为 3.5 ~ 4mm 含有毛发的头皮块的美学效果不理想、不自然，这促进了新方法的发展。游离的头皮块被分离成更小的移植物，其基本思路未考虑毛囊在解剖学上是以毛囊单位的形式生长的。这些更小的"毛发簇"分为两种类型：含有 1 ~ 2 根毛发的微型移植物和含有 3 ~ 6 根毛发的小型移植物。

之后，含有毛发的头皮块或头皮条被分离成更小的解剖单位，即毛囊单位。与早期的微型移植物和小型移植物相比，毛囊单位移植物展现出更好的临床治疗效果。

打孔提取法的美学效果不自然，将获取的组织分离成较小移植物的过程相对较为困难，因此许多医师更倾向于选择头皮条切取法进行毛发移植。但是由于创伤性较大，并可能产生较为明显的瘢

表 1.1 毛发移植的发展历史

时间	事件
19 世纪初	在德国维尔茨堡的首次试验尝试
20 世纪 30 年代	开始采用打孔提取法和头皮条切取法进行自体毛发移植
1939 年	奥田（Okuda）医师描述了使用打孔器的打孔提取法
1943 年	头皮条切取法的先驱者田村（Tamura）医师首次描述了切取皮瓣后将其分离成多个移植物
20 世纪 50 年代末	欧伦泰（Orentreich）发现并首次描述了供区优势理论 [3]
20 世纪 80 年代	海丁顿（Headington）[4] 首次描述了毛囊单位 稻叶真澄（Masumi Inaba）首次描述了获取单个毛囊单位的 FUE 法
1993 年	国际毛发修复外科协会（International Society of Hair Restoration Surgery，ISHRS）成立
2000 年及以后	获取供区毛发的微创方法越来越普及并得到优化
2011 年	欧洲毛发修复协会（European Organization of Hair Restoration Professionals，FUE Europe）成立

痕，该方法并没有成为进展性雄激素性脱发的可持续的治疗方法。

从 20 世纪 90 年代中期开始，越来越多的医师开始关注 FUE 法，同时该方法也得到患者的认可。该方法由于具有创伤小、术后外观自然美观等优点，有可能成为未来最有前景的毛囊获取方式。

参考文献

[1] Okuda S. Clinical and experimental studies on transplanting of living hair(in Japanese)Jpn[J].J Dermatol,1939;46:135-138.
[2] Tamura H. Pubic hair transplantation[J]. Jpn J Dermatol,1943;53:76.
[3] Orentreich N. Autografts in alopecias and other selected dermatologic conditions[J]. Ann N Y Acad Sci,1959;83:463-479.
[4] Headington JT. Microscopic anatomy of the human scalp[J]. Arch Dermatol,1984;120:449- 456.

第二章　相关基础

一、毛发移植术的相关概念

为了便于理解毛发修复术中所涉及的一些术语，笔者在此介绍一些相关的基本概念。

正确理解毛发移植术的相关概念，有助于更好地掌握相关知识和技术。

（一）毛囊（Hair Follicle, HF）

在解剖学上，毛囊是人体内结构较为复杂的微小器官之一，它的主要功能就是产生毛发。

（二）毛囊单位（Follicular Unit, FU）

为避免混淆，本书将解剖学概念上的"毛囊单位"缩写为"FU"。

与 HF 不同，FU 是由 1 ~ 4 个（少数情况下 5 个）HF 所组成的功能单位，并产生相应数量的毛发。因此，FU 可以是由 1 个 HF 和 1 根毛发（含有 1 根毛发的 FU）组成的单个单元，也可以是由 2 个 HF 和 2 根毛发（含有 2 根毛发的 FU）、3 个 HF 和 3 根毛发（含有 3 根毛发的 FU）或 4 个 HF 和 4 根毛发（含有 4 根毛发的 FU）组成的多单元结构。在极少数情况下，它也可能由 5 个 HF 和 5 根毛发（含有 5 根毛发的 FU）组成（图 2.1、图 2.2）。

可将 FU 视为毛发移植的基础构建模块，可以将其以不同的组合形式植入或单独植入以产生自然的外观。

（三）移植物

移植物的概念源自毛发修复外科医师尚未对 HF 功能性解剖单位的结构有更深入了解的时期内使用的术语。由于移植物的概念并未说明所包含 HF 的数量，因此模糊不清，也可以带有一定欺骗性。

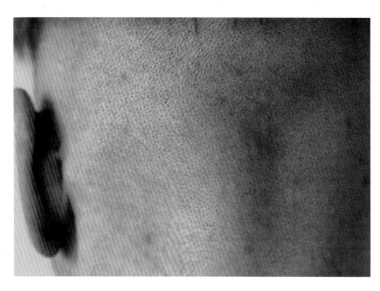

图 2.1 由许多 FU 组成的枕部毛发边缘外观

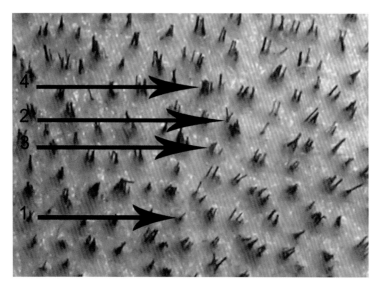

图 2.2 经修剪的枕部毛发边缘处的毛发外观。1 代表含有 1 根毛发的 FU。2 代表含有 2 根毛发的多单元 FU。3 代表含有 3 根毛发的多单元 FU。4 代表含有 4 根毛发的多单元 FU

　　比如：医师计划使用 1000 个移植物进行毛发移植。为此，他获取了 500 个含有 2 根毛发的 FU，并将这些功能单位分离成 1000 个移植物。因此，虽然医师确实移植了承诺的 1000 个移植物，但这只是他本应移植毛发数量的一半，他应该移植 1000 个含有 2 根毛发的 FU。由于患者通常不了解"移植物"与 FU 之间的区别，所以移植物概念可以被混淆和欺骗性地使用。因此，应使用 FU 概念代替移植物概念。

（四）小型移植物和微型移植物

　　微型移植物含有 1 ~ 2 根毛发。小型移植物含有 3 ~ 6 根毛发。

（五）毛发密度（Hair Density, HD）

毛发密度指每平方厘米中毛发的数量。

（六）毛囊密度（Follicular Density, FD）

毛囊密度指每平方厘米中毛囊单位（FU）的数量。

（七）每毛囊单位毛发数（Hairs per Follicular Unit or Hair count per Follicular Unit, HFU）

每毛囊单位毛发数指每个毛囊单位含有的平均毛发数量。

（八）移植毛囊密度（Transplanted Follicular Density, TFD）

移植毛囊密度指移植后每平方厘米中 FU 的数量。

（九）提取密度

提取密度指每平方厘米中提取的 FU 的数量。

（十）存活率

存活率指移植后存活的毛发数量占移植毛发总数的比例。

（十一）供区毛发

有时使用供区毛发的概念。根据具体情况，它可以指毛囊、毛囊单位或作为一个整体考虑的所有供体移植物（图 2.3 ～图 2.9；表 2.1）。

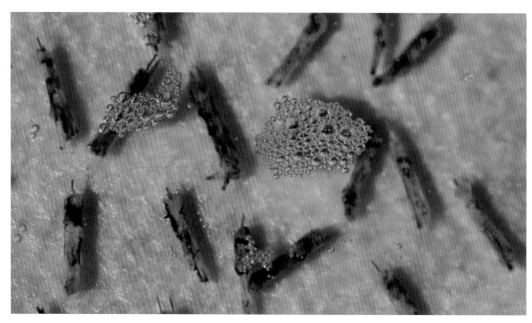

图 2.3 从枕部毛发边缘提取的毛囊单位

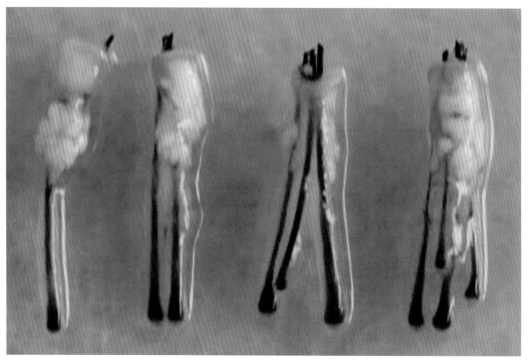

图 2.4 提取的毛囊单位。从左到右分别为：含有 1 根毛发的 FU，含有 2 根毛发的 FU，含有 3 根毛发的 FU，含有 4 根毛发的 FU

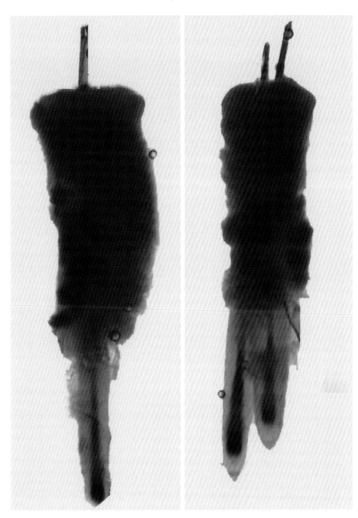

图 2.5 显微镜下观。左图：提取的单个毛囊。右图：提取的由 2 个毛囊和 2 根毛发组成的 FU

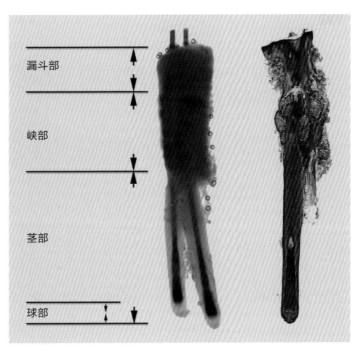

漏斗部

峡部

茎部

球部

图 2.6 左图：含有 2 根毛发的 FU 的显微图像。右图：毛囊的纵切面

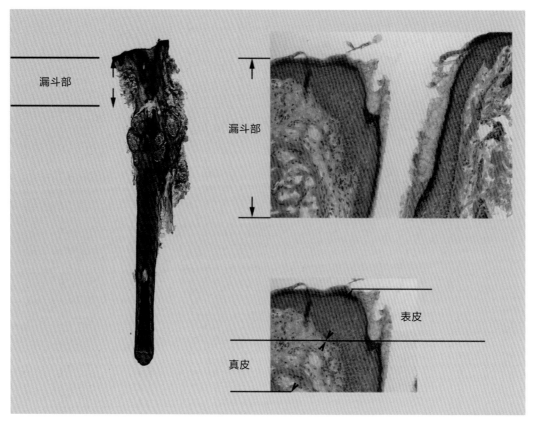

图 2.7 毛囊漏斗部的组织学表现，毛囊漏斗部为毛囊开口与皮脂腺导管开口进入毛发管处之间的部分

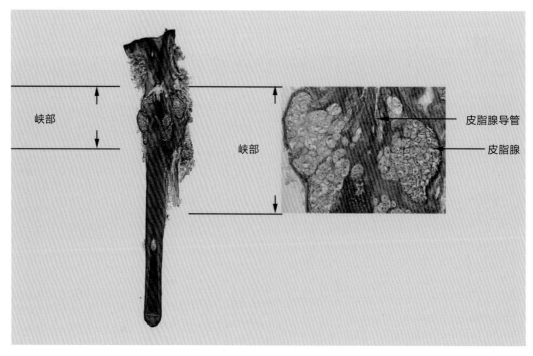

图 2.8 毛囊峡部的组织学表现，毛囊峡部为自皮脂腺导管开口进入毛发管处至立毛肌附着处之间的部分

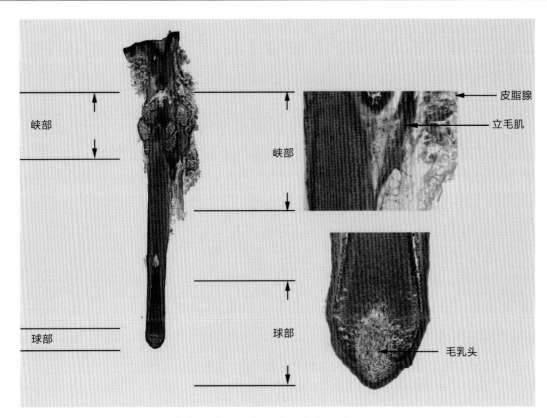

图 2.9 峡部的立毛肌和具有毛乳头的毛囊球部的组织学表现

二、毛发移植术是对健康毛囊的再分配

毛发移植术又称为毛发修复术。毛发移植术本身并不产生新的毛囊，仅仅是通过对现有健康毛囊的再分布而达到美学的外观效果。

在本书中，无论描述的是哪种术式，毛发移植术都包括以下步骤：

（1）获取毛囊单位或移植物。

（2）在保存液中临时保存及处理毛囊单位或移植物。

（3）植入毛囊单位或移植物。

从健康毛发覆盖的区域（例如枕部、胸部或背部）获取毛囊，然后将其植入预先准备的受区，存活后可以在患者的一生中继续生长。因此，毛发移植术使在身体脱发区域植入健康的毛发成为可能，移植的毛发也能长期地健康生长。

目前，毛发移植仅限于自体移植，异体移植存在免疫排斥的问题，不可行。

表 2.1 毛发修复术相关重要概念汇总

毛囊（HF）	能产生单根毛发的人体最小器官
毛囊单位（FU）	能产生一定数量毛发的、由一组（最多5个）毛囊组成的一个功能单元
移植物	含有数量不明确的毛囊并且产生数量不明确的毛发的移植物
小型移植物和微型移植物	根据含有毛发的数量而分类的移植物
毛发密度（HD）	每平方厘米中的毛发数量
毛囊密度（FD）	每平方厘米中的毛囊单位数量
移植毛囊密度（TFD）	移植后每平方厘米中的毛囊单位数量
存活率	移植后存活的毛发数量占移植毛发总数的比例
提取密度	每平方厘米中提取的毛囊单位数量
每毛囊单位毛发数（HFU）	每个毛囊单位含有的平均毛发数量

三、最常见的脱发形式：雄激素性脱发（Androgenetic Alopecia, AGA）

鉴于雄激素性脱发的患病率最高，我们将在下文中更详细地探讨这种由雄激素诱导、由基因决定并具有年龄依赖性的疾病的病因及发病机制。

所有脱发患者中约有95％的人具有 AGA 的症状，其特征为毛发生长周期越来越短、毛囊逐渐微型化。

顾名思义，雄激素在该病的发展中起着至关重要的作用，尤其是在男性中。汉密尔顿（Hamilton）最先提出雄激素性脱发的概念，并指出雄激素性脱发的3个决定性因素：遗传因素、雄激素依赖性和年龄[1]。

男性和女性都会患这种遗传性脱发，但在疾病的严重程度和进展方面存在典型的性别差异，对此我们将在下文中论述。

AGA 长期以来被认为是男性常染色体显性遗传病和女性常染色体隐性遗传病[2]。库斯特（Kusker）和海蓬（Happle）在1984年提出了不同的观点，并阐述了 AGA 的多基因遗传模式[3]。

因此，AGA 是由几种不同的基因变异或遗传缺陷及其他可能因素导致的一种复杂性疾病。

（一）男性雄激素性脱发

兰德尔（Randall）等证实头皮脱发区域细胞内雄激素受体合成增多[4]。

男性的这种雄激素受体通常对上皮细胞的分化和终毛的形成有决定性的影响。但是雄激素受体的数量增加及其导致的活性增强产生了相反的作用，其特征表现如下：

（1）毛囊微型化：毛囊缩小并产生更细和更短的毛发。

（2）生长周期的生理变化：生长期缩短，而休止期延长[5]。

1. 男性雄激素性脱发的分级法

除了少数病例外，男性 AGA 以典型的脱发模式发展。采用汉密尔顿 – 诺伍德（Hamilton-Norwood，NW）脱发分级法可以比较男性 AGA 患者的脱发程度（图 2.10）。根据该分级法，男性雄激素性脱发分为不同的阶段，并且归类为多种脱发分级（Ⅰ级～Ⅶ级）。

尽管这种分级法未考虑脱发的个体性差异及某些混合类型，但它展示了脱发的可能表现并进行了标准化的医学分级。这种分级已成为现代毛发修复术的常规临床实践中不可或缺的一部分。

该分级法始于汉密尔顿（Hamilton）和诺伍德（Norwood）两位专家。汉密尔顿（Hamilton）在 1951 年初步制定了该分级法来区分男性脱发的进展情况，之后诺伍德（Norwood）在 1975 年对该分级法进行了修改并进一步发展完善[6]。出于实践的原因，本书将这种联合分级法称为汉密尔顿 – 诺伍德（Hamilton-Norwood，NW）脱发分级法，简称 NW 脱发分级法。

2. 男性雄激素性脱发的临床病程

除了少数病例，男性 AGA 基本都是以典型的脱发模式进展。脱发始于双侧额颞部，伴有前发际线的变稀薄和后退（NW Ⅰ～Ⅲ级）。之后脱发在顶部区域（NW Ⅳ级）扩展，并且可以进展至顶部区域完全脱发（NW Ⅴ～Ⅶ级）。其后脱发扩展到边缘的颞顶部、枕顶部和枕部区域（NW Ⅴ～Ⅶ级）。

脱发进展的具体模式如下（NW Ⅰ～Ⅶ级）。

1）Ⅰ级

此型可以有两种不同的形式：①没有双侧额颞部脱发。②伴有双侧额颞部轻微的脱发。

在这两种情况下，前发际线均不会受到脱发的影响。

2）Ⅱ级

该型的特征为额颞部脱发，形成明显的额颞角。如果在外耳道前方 2cm 处画一条假想线，则额颞点位于假想线的前方。前额正中发际线及额顶交界处开始出现脱发和变稀薄。

3）Ⅲ级

额颞角继续向后移，且额颞点位于上述假想线的后方。

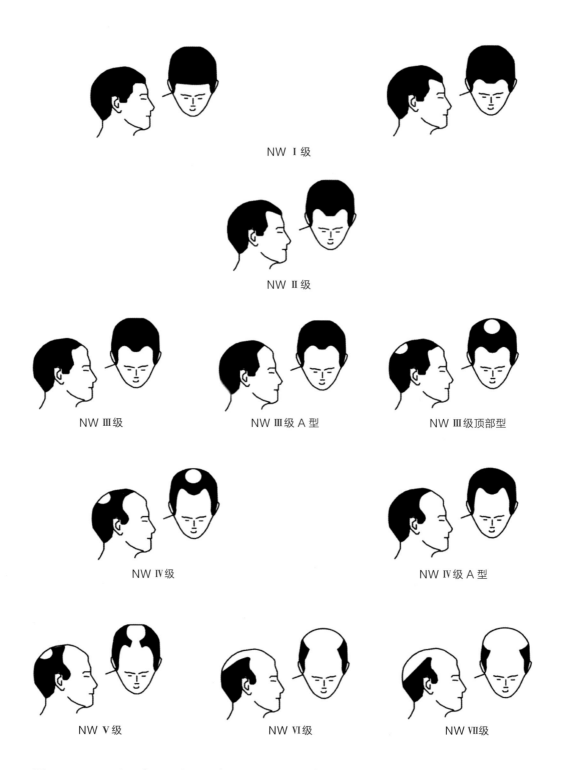

NW Ⅰ级

NW Ⅱ级

NW Ⅲ级　　　　　NW Ⅲ级 A 型　　　　　NW Ⅲ级顶部型

NW Ⅳ级　　　　　　　　　　　　NW Ⅳ级 A 型

NW Ⅴ级　　　　　NW Ⅵ级　　　　　NW Ⅶ级

图 2.10 男性雄激素性脱发的汉密尔顿 – 诺伍德（Hamilton–Norwood，NW）脱发分级法

4）Ⅲ级 A 型

与Ⅲ级相比，前发际线后退至双侧额颞部脱发区域的额颞点水平，几乎与发际线成一条直线。

5）Ⅲ级顶部型

包括顶部区域脱发的双侧额颞部脱发。

6）Ⅳ级

前发际线继续脱发，双侧额颞部脱发与发际线融合。前发际线的所有剩余部分为几厘米宽的毛发连接区域，形成顶部区域的前界。顶部区域也在继续脱发。

7）Ⅳ级 A 型

整个头皮而不包括顶部区域的脱发。

8）Ⅴ级

毛发连接区域变窄或仅由单根毛发组成。毛发边缘变小。

9）Ⅵ级

随着毛发边缘的变窄，脱发区域变得越来越大。顶部脱发区域进一步向下和向外侧扩展，而毛发侧边缘进一步向下后退。

10）Ⅶ级

该型代表脱发的最后阶段。整个毛发边缘已经后退很长一段距离。在极端情况下，毛发侧边缘可向下移至外耳处，毛发边缘的后部可缩小至仅有 3 ~ 4cm。

（二）女性雄激素性脱发

与男性 AGA 相比，人们对于女性 AGA 的病理生理学知之甚少。但是最近几年的研究证据表明：雄激素因素并不是女性脱发的主要病因。

女性脱发患者缺乏高雄激素血症的典型症状，并且在大多数女性脱发患者中检测不到雄激素水平升高。因此，可以认为雄激素分泌增加在女性 AGA 发病中的作用较小。绝经后女性脱发患者对非那雄胺治疗缺乏疗效支持了这一观点[7]。

由于雄激素的次要作用，越来越多的研究将重点转移到芳香酶上，芳香酶是一种能够催化雄激素转化为雌激素的转化酶。对于女性而言，头皮毛囊中不仅芳香酶会特异性高表达，同时也有较多的雌激素受体[8]。

雌激素能够促进毛发生长[9]。芳香酶活性降低和雌激素形成减少有可能导致女性 AGA。雌激素能够促进性激素结合球蛋白（Sex Hormone-binding Globulin，SHBG）的形成，SHBG 是性激素特异性转运蛋白。雌激素形成减少导致外周血中 SHBG 浓度降低，从而导致外周血中雄激素浓度增加。该理论与已报道的性激素结合球蛋白水平与女性脱发严重程度呈负相关的研究结果一致[10]。

男性和女性 AGA 的确切原因仍未得到证实，需要进一步的研究。

女性雄激素性脱发的分级法

女性雄激素性脱发的临床病程与男性不同。因此使用了不同的脱发分级法，例如路德维格（Ludwig）脱发分级法、奥尔森（Olsen）脱发分级法、萨文（Savin）脱发分级法及辛克莱（Sinclair）脱发分级法。对于女性 AGA，通常使用路德维格（Ludwig）脱发分级法评估脱发的严重程度。根据该分级法，脱发开始于顶部区域并向外侧和前方扩展。与男性脱发不同，路德维格（Ludwig）脱发分级法中的前发际线保持完整或部分完整。临床经验表明，女性脱发通常始于前顶部区域，然后沿着中线向顶部和前发际线扩展，随着时间的推移最终逐渐扩展到顶部外侧区域。在约 80% 的病例中，还可以观察到随着年龄的增长，整个毛发边缘的毛发变得稀疏。

额颞部和顶部区域完全脱发的典型男性脱发表现通常不会出现于女性患者中。她们通常在发际线和头顶部区域保留有稀疏的毛发（图 2.11、图 2.12）。

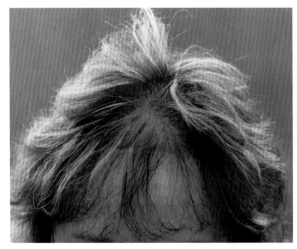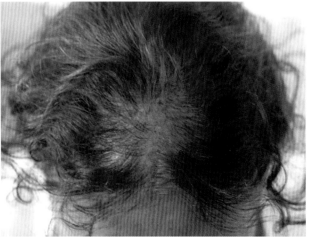

图 2.11 路德维格（Ludwig）Ⅰ级：额部中央发际线区域弥漫性毛发稀薄

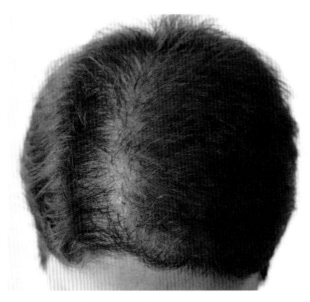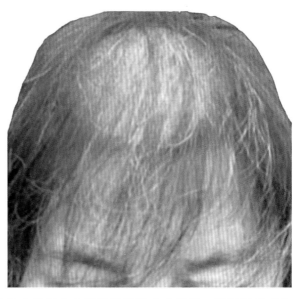

图2.12 左图：路德维格（Ludwig）Ⅱ级：30岁女性患者额部中央区域弥漫性毛发稀薄，并扩展到顶部区域。右图：路德维格（Ludwig）Ⅲ级：重度脱发，部分前发际线未受影响

（三）雄激素性脱发的治疗

据统计，80％的浅肤色男性最迟将在60岁患AGA。对AGA患者制订有效治疗计划时，将这种脱发视为慢性疾病是极为重要的，因为该疾病通常表现出进行性的临床病程。为了保证患者长期的治疗效果，不仅需要进行毛发移植术，还要制订长期的前瞻性治疗计划。

将药物治疗作为毛发移植术的补充是有效的联合治疗方式。有效的联合治疗包括毛发移植术及针对遗传因素决定的处于进展期脱发的药物治疗，以恢复正常健康的毛发外观。

目前，治疗AGA最有效的两种药物是米诺地尔和非那雄胺。两种药物均可保护毛囊以免出现萎缩，从而延缓遗传性脱发进程。此外，它们还可以逆转毛囊微型化，将一些微型化的毛发转变成正常的毛发，逐渐改善患者脱发的外观。与单独使用一种药物相比，口服非那雄胺与局部外用米诺地尔的联合用药可能会产生更好的治疗效果。

为了最有利于AGA患者的治疗，临床上可应用非那雄胺和米诺地尔进行个体化联合治疗，并且在适合的情况下，进行一次或多次微创毛发移植术。

1. 米诺地尔

米诺地尔是一种血管扩张剂，早在20世纪70年代就以片剂形式用于高血压危象的治疗。由于其副作用，例如血压过低和多毛症，该药物在高血压治疗中的应用越来越有限。

使用米诺地尔后部分患者出现多毛症的这一现象，被研究者们利用并将其制成局部外用药物以治疗AGA[11]。该药早期只有液体剂型，现在也出现了泡沫剂型。使用时需要将米诺地尔涂抹于脱发区域的头皮表面，为了获得更好的治疗效果，需要每天使用2次。

与液体剂型的米诺地尔相比，泡沫剂型的米诺地尔中不含丙二醇，因此对皮肤刺激性较小，较少引起头皮瘙痒、红斑或干燥等表现。无论哪种剂型，对于男性，都推荐应用5%浓度的米诺地尔。对于女性，推荐浓度为2%，以将其对身体和面部毛发造成的不必要的风险降至最低。

米诺地尔治疗 AGA 的确切作用机制尚不清楚。但据推测，米诺地尔的血管舒张作用仅起到一定的作用。

局部外用米诺地尔在几个月内不仅能使毛发数量增加，而且能使毛干直径增加[12]。使用1年后，30% ~ 42%的患者获得视觉上毛发密度的增加[13]。

2. 非那雄胺

非那雄胺对 AGA 脱发区域毛囊的作用效果与米诺地尔类似，增加了生长期和休止期毛发的比例，因此使毛发数量和毛干直径增加[14]。

应用非那雄胺 1mg/d 进行治疗，70% ~ 90%的男性 AGA 患者在 2 ~ 5 年内可停止或显著减缓脱发。在治疗的第 1 年内，48%的患者可以获得毛发密度的视觉改善，第 2 年内则可达到 66%[15]。

非那雄胺对男性 AGA 的积极治疗作用不局限于顶部区域，也包括额部区域和中央区域[16]（图 2.13）。

在男性 AGA 中，头皮脱发区域毛囊中雄激素受体浓度升高。二氢睾酮（Dihydrotestosterone，DHT）是睾酮的活性分解产物，它与雄激素受体的亲和力比睾酮高许多倍。

睾酮分解为 DHT 是由 II 型 5α- 还原酶催化的。毛囊中 DHT 与雄激素受体的结合在男性雄激素性脱发的发病中起决定性作用。

虽然 DHT 在 AGA 中的致病机制尚不清楚，但用 II 型 5α- 还原酶阻断剂非那雄胺降低其在血浆和头皮中的浓度是目前最有效的治疗方法之一。

治疗男性 AGA 的每日推荐剂量为 1mg[17]。德雷克（Drake）发现，每日服用 0.2mg 非那雄胺能使头皮中 DHT 浓度降低 68%。在每日应用剂量为 1mg 非那雄胺的对照组中，头皮中 DHT 浓度降低 72%。基于这些发现，非那雄胺治疗 AGA 的每日最小剂量为 0.2mg[18]。

从以上结果中可以得出两个重要结论。首先，应用较低用药剂量使患者负担较小。其次，较少量的活性成分降低了治疗成本。

但是请注意，服用非那雄胺也会导致副作用。最常见的副作用之一是性功能障碍，表现为阳痿或性欲降低。

有各种研究证实或反驳非那雄胺与性功能障碍之间的因果关系。每日服用 1mg 非那雄胺，连续服用 6 个月的 100 名患者中，只有 2 位患者出现性功能障碍的症状。在安慰剂组中，也有 1 位患者出现性功能障碍的症状。

由于其对育龄期女性有胎儿致畸作用及其对绝经后女性缺乏疗效，非那雄胺不适用于女性 AGA 患者的治疗。

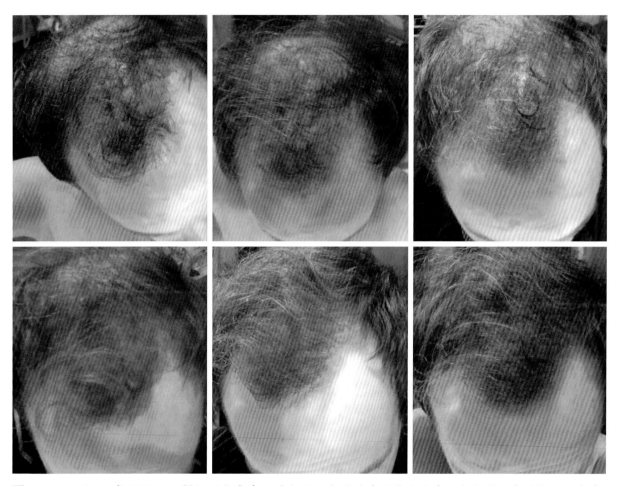

图 2.13　一位 28 岁男性 NW Ⅴ 级脱发患者，进行了 5 个月的非那雄胺治疗。左上图：非那雄胺治疗前。中上图：非那雄胺治疗 1 个月后的状态。右上图：非那雄胺治疗 2 个月后的状态。左下图：非那雄胺治疗 3 个月后的状态。中下图：非那雄胺治疗 4 个月后的状态。右下图：非那雄胺治疗 5 个月后的状态

　　笔者的观点是，由于非那雄胺和米诺地尔的显著功效以及相对轻微的副作用，这两种药物是治疗男性 AGA 的首选药物。

　　在日常临床实践中，许多医师根据上述副作用的风险，建议患者不要使用这些药物。医师的职责应该包括教育患者有关这些相对安全药物的无害性，至少应该理性地看待可能出现的副作用。互联网上夸大的说法使患者不敢服用药物治疗进而导致脱发进一步加重。当然，任何药物都可能会引起副作用。我们需要理性地看待这一问题，与可能出现的相对轻微的副作用相比，使用这些药物后可以获得较大的益处。

　　笔者的临床经验表明，对于男性脱发而言，服用非那雄胺比局部外用米诺地尔更为有效。因此，不可将这两种药物视为具有等同效果。非那雄胺应该是治疗男性雄激素性脱发的首选，米诺地尔应该作为适合病例的辅助治疗用药。

四、供区优势理论是毛发移植术的基础

虽然毛发移植术的起源可以追溯到 19 世纪，但直至 1959 年美国医师诺曼·欧伦泰（Norman Orentreich）才发表了治疗雄激素性脱发相关的临床成果，这一成果也成了毛发移植术史上的第一个里程碑。欧伦泰是第一位发现并提出健康的供区毛发在移植后保留其重要生理特征这一事实的人。对于雄激素性脱发患者而言，健康的毛发移植至脱发区域后，也依然会保持其健康的生长特性而生长，而不会像脱发区域的毛发一样发生脱落。

因此，即使在新的位置，移植物也能够产生健康的毛发并长期生长。欧伦泰在遗传性脱发中提出了"供区优势"的概念来描述这种现象。

来自毛发边缘和体毛的毛囊通常不受遗传性脱发的影响。重新分布于受雄激素性脱发影响的脱发区域后，它们能在患者的一生中继续产生毛发。这种特征被称为供区优势。

五、供区

对于雄激素性脱发患者而言，头部的毛发覆盖区域主要分为两个区域：安全供区和非安全供区。

受雄激素影响的前额及顶部区域均为非安全供区，因为随着时间的推移，该区域脱发将越来越严重。在脱发早期，虽然非安全供区也含有健康的毛囊，但随着时间的推移，它们也会逐渐受到雄激素的影响而出现微型化直至脱落。

后枕部被视为安全供区，该区域内的毛囊对 DHT 不敏感，因此不受遗传性脱发的影响，即使在后期临床病程中也只会受到最低程度的影响。

为了使毛囊产生永久性的毛发生长，必须从安全供区获取对 DHT 不敏感的毛囊，因为只有这些毛囊才能确保长期生长。

总之，安全供区含有对 DHT 不敏感的健康毛囊单位，这些毛发不受遗传性脱发的影响，因此适用于毛发移植。而非安全供区含有对 DHT 敏感的毛囊单位，这些毛发受遗传性脱发的影响，因此不适合用于毛发移植；由于它们对 DHT 的敏感性，这些毛发即便移植到新的位置，同样也会发生脱发。

因为头部只有安全供区才可以作为长期获取移植物的供区，所以确定安全供区非常重要。

为了使患者受益最大化，与文献中的许多非常笼统的一般性描述相比，应该高度个体化地确定安全供区。全面的家族史采集为此提供了重要的基础。

在这方面，传统方法（打孔提取法和头皮条切取法）的供区选择还是比较受限的，仅仅将后枕部视为安全供区。而微创毛发移植术的供区更加具体，除了将毛发边缘作为供区之外，还可以将体毛生长区作为供区，从而明显扩大了大多数患者的可供移植范围。尤其是对于头部残存供区毛发很少的患者，可将体毛生长区作为供区而获益。

六、受区

受区是指各种原因造成的脱发区域，是接受毛发移植的部位。在 AGA 中，受区通常是发际线和额顶部，其特征为对 DHT 具有高敏感性，因此受遗传性脱发的影响。

如果将从安全供区获取的对 DHT 不敏感的毛发移植到该区域，它们将保持对 DHT 的不敏感性，因此在移植到受区后不会发生脱发。

眉毛、睫毛或胡须移植的受区方面，应选择适当的部位。

在应用于不同受区时，移植物植入受区的方法基本相同。在受区打孔之后，将移植物植入受区，并与头皮（或眼睑、眉毛部皮肤）共同生长，之后将持续生成毛发（受区处理和移植物植入方法将在第三章和第四章中详细描述）。

参考文献

[1] Hamilton JB. Patterned loss of hair in man: types and incidence[J]. Ann N Y Acad Sci.,1951;53:708-728.

[2] Osborn D. Inheritance of baldness[J]. J Hered,1916;7:347-355.

[3] Kuster W, Happle R. The inheritance of common baldness: two B or not two B[J].J Am Acad Dermatol,1984;11:921-926.

[4] Randall VA, Thornton MJ, Messenger AG. Cultured dermal papilla cells from androgen-dependent human hair follicles (e.g. beard) contain more androgen receptors than those from non-balding areas of scalp[J]. J Endocrinol,1992;133(1):141-147.

[5] Rushton DH, Ramsay ID, Norris MJ, et al. Natural progression of male pattern baldness in young men[J]. Clin Exp Dermatol,1991;16:188-192.

[6] Norwood OT. Male pattern baldness: classi cation and incidence[J]. South Med J,1975;68:1359-1365.

[7] Price VH. Androgenetic alopecia in women[J]. J Investig Dermatol Symp Proc, 2003;8:24-27.

[8] Thornton MJ. The biological actions of estrogens on skin[J]. Exp Dermatol, 2002;11:188-192.

[9] Conrad F, Ohnemus U, Bodo E, et al. Estrogens and human scalp hair growth-still more questions than answers[J]. J Invest Dermatol,2004;122:840-842.

[10] Vexiau P, Chaspoux C, Boudou P, et al. Role of androgens in female-pattern androgenetic alopecia, either alone or associated with other symptoms of hyperandrogenism[J]. Arch Dermatol Res,2004;292:598-604.

[11] Zappacosta AR. Reversal of baldness in patient receiving minoxidil for hypertension[J]. N Engl J Med,1980;303:1480.

[12] Olsen EA, Weiner MS, Amara IA, et al. Five-year follow-up of men with androgenetic alopecia treated with topical minoxidil[J]. J Am Acad Dermatol,1990;35:643-646.

[13] Khandpur S, Suman M, Reddy BS. Comparative ef cacy of various treatment regimens for androgenetic alopecia in men[J]. J Dermatol,2002;29(8):489-498.

[14] Van Neste D, Fuh V, Sanchez-Pedreno P, et al. Finasteride increases anagen hair in men with androgenetic alopecia[J]. Br J Dermatol,2000;143:804-810.

[15] Kaufman KD, Olsen EA, Whiting D,et al. Finasteride in the treatment of men with androgenetic alopecia: Finasteride Male Pattern Hair Loss Study Group[J]. J Am Acad Dermatol,1998;39:578-589.

[16] Leyden J, Dunlap F, Miller B, et al. Finasteride in the treatment of men with frontal male pattern hair loss[J]. J Am Acad Dermatol, 1999;40(6 pt 1):930-937.

[17] Kawashima M, Hayashi N, Igarashi A, et al. Finasteride in the treatment of Japanese men with male pattern hair loss[J]. Eur J Dermatol, 2004;14:247-254.

[18] Drake L, Hordinsky M, Fiedler V, et al. The effects of nasteride on scalp skin and serum androgen levels in men with androgenetic alopecia[J]. J Am Acad Dermatol,1999;41:550-554.

第三章　毛发移植的技术和方法

一、传统方法和微创方法

所有毛发移植方法均包括获取移植物阶段、移植物体外保存阶段和移植物植入阶段。

下文所述的所有常用的毛发移植方法在某些阶段具有相似性。例如，均是由供区（即头部未脱发区域）获取移植物，将 FU 植入脱发区域，这在不同方法中也基本相同。

各种方法之间的最大差异和不同体现在获取移植物的方法上，即获取供区毛发移植物的方法。获取移植物的技术方法分为两类，即传统方法和微创方法。

应该注意的是，毛发移植目前只能采用自体移植。

获取移植物的技术方法：
（1）获取移植物的传统方法：打孔提取法、头皮条切取法、FUT 法。
（2）获取移植物的微创方法：FUE 法（或优化的 IFUE 法）。

进行每种毛发移植方法后都会留下痕迹，可表现为皮肤损伤、瘢痕及移植后的外观等。对各种方法的介绍将在下文中进一步叙述。

二、获取移植物的传统方法

（一）打孔提取法

由奥田（Okuda）描述的移植物打孔提取法起源于日本，通过美国医师欧伦泰（Orentreich）传入西方。

但是由于临床上美学效果不自然，人们对该方法的热情度迅速消失。其主要原因是应用内径为 4mm 的打孔器获取移植物后会产生非常不自然的簇状效果（图 3.1）。

受区移植效果不美观有两种解决方法：第一，使用内径更小的打孔器；第二，将较大的头皮块精细地分离成较小的移植物（图3.2）。

应用小型移植物和微型移植物移植后效果并不理想。随着人们对毛囊单位解剖结构及其分布了解的深入，小型移植物和微型移植物逐渐停止应用。

采用新的分离技术后可以使移植后的受区临床效果得到提升。该方法的主要缺点是通过打孔获取的移植物产量较低，以及供区会形成不美观的、较大的圆形或椭圆形瘢痕。

为了使移植物产量最大化，并使患者以后可以进行进一步的治疗，毛发修复外科医师必须逐排地扩大包括整个枕顶部和枕部区域的供区范围。其结果是导致整个毛发边缘出现较大的瘢痕（图3.3）。

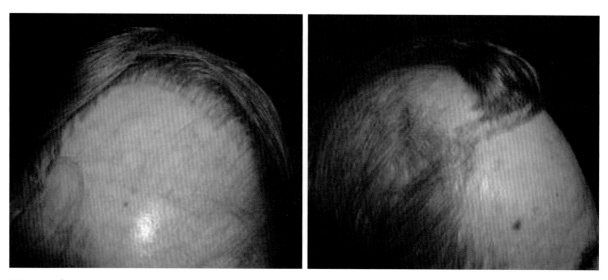

图3.1 在移植过程中植入粗略分离的移植物，每个小型移植物都含有数根毛发，结果导致了所谓的"玩偶头效果"。这种表现通常可以在采用打孔提取法进行毛发移植术的早期实践中看到

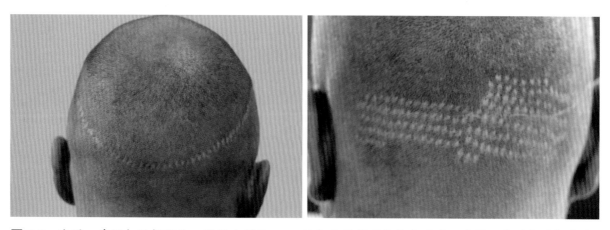

图3.2 左图：采用打孔提取法，使用内径为4mm的打孔器留下的枕部瘢痕。右图：采用打孔提取法，使用内径为1.7mm的打孔器留下的枕部瘢痕

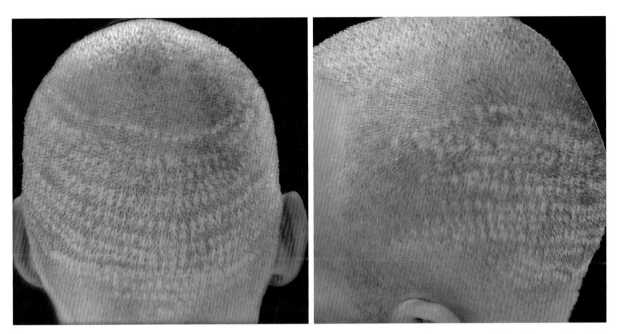

图 3.3 一位患有 NW Ⅳ 型进行性 AGA 的 46 岁患者，采用打孔提取法进行 7 次毛发移植术后遗留的许多椭圆形瘢痕

许多医师采用了改良打孔提取法。使用内径 3.5 ~ 4mm 的机械打孔器进行毛囊提取。打孔的边缘相互重叠，产生较长的连续创口，创口愈合后形成串珠样的水平瘢痕（图 3.4）。与传统打孔提取法相比，重叠打孔造成的组织损伤更为严重（图 3.5）。

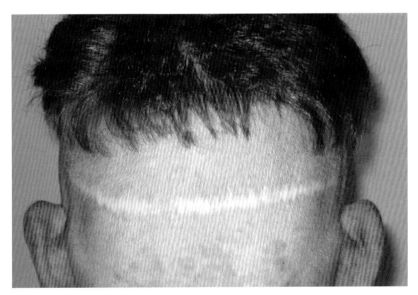

图 3.4 一位 28 岁男性患者，采用改良打孔提取法进行毛发移植术，在枕部遗留 5 ~ 7mm 宽的串珠样的水平瘢痕

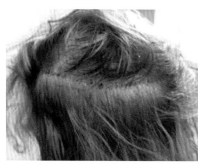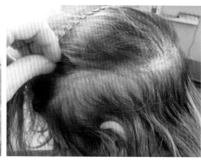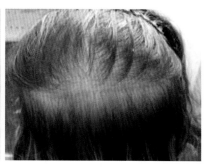

图 3.5 一位路德维格（Ludwig）Ⅰ级的女性患者，采用改良打孔提取法进行毛发移植术后经历应激性脱发后的状态。左图：术后 7 天急性发作的应激性脱发。中图：术后 3 周的状态。右图：术后 6 周的状态

打孔提取法获取移植物毛发产量较低有两个原因：

（1）对邻近毛囊的医源性破坏导致移植物损失：内径为 4mm 的打孔器必然会导致邻近的毛囊受到损伤或破坏。每次打孔操作会造成邻近约 3 个 FU 受到损伤或破坏。为了获取 1000 个移植物，外科医师必须重复进行约 80 次打孔操作，因此对邻近毛囊的医源性破坏所导致的移植物损失总计约为 240 个 FU。

（2）进行分离操作时对休止期毛发的医源性破坏导致移植物损失：每个由内径为 4mm 的打孔器获取的移植物含有约 12 个 FU。通常这些移植物中有 15% 的 FU 因处于休止期而无法看到，也就是相当于每个打孔移植物中有约 1.8 个 FU 无法看到。80 次打孔操作相应的移植物损失约为 144 个 FU。

因此，获取 1000 个移植物时的总损失约为 384 个 FU，也就是超过 38% 的数量。
所以这种传统方法逐渐停止应用。

基于以上分析，打孔提取法的缺点包括：
（1）供区组织损伤严重。
（2）瘢痕明显。
（3）移植物产量较低。
（4）对邻近毛囊的医源性破坏导致移植物损失。
（5）对休止期毛囊的医源性破坏导致移植物损失。
（6）对头皮块的多次分离增加了组织损伤的风险并导致存活率降低。
（7）医源性应激性脱发导致供区可能出现不可逆的毛发稀薄。

总之，打孔提取法是一种创伤较大的获取移植物的方法，对患者的益处非常有限。良好的移植方法必须使供区损伤最小化，而不应该为获取移植物而过多地牺牲供区，但打孔提取法与这一原则背道而驰，因此限制了其临床应用。

（二）头皮条切取法（FUT 法）

这一方法由田村（Tamura）首先提出，基本过程是先切取头皮条，然后进行移植物分离，最后植入受区。这一方法最初未受到欢迎，但在 20 世纪 80 年代后又引起了人们的关注。对毛囊研究的进展和放大镜使用的普及，加深了毛发修复外科医师对 FU 作为解剖学单元的理解。分离移植物的操作步骤得到不断的改进，推动了头皮条切取法的进一步发展。

目前，估计所有毛发移植术中超过 90% 都是采用头皮条切取法进行的。由于该方法非常常用，我们将更详细地阐述该方法的各个操作步骤。

1. 头皮条切取法的操作步骤

FUT 是"毛囊单位移植（Follicular Unit Transplantation）"的首字母缩写，与头皮条切取法同义。FUT 概念可能造成一些误导，因为它没有描述获取移植物的技术，仅仅描述了毛囊植入技术，而这种植入技术在每种毛发移植方法中都是相同的。

FUT 法不直接进行单个 FU 的获取，而是从患者头部后部切取含有完整毛囊的头皮条。由于"头皮条切取法"这一概念更准确地描述了该方法，不会造成混淆，本书的其余部分将使用该概念。

头皮条切取法包括 4 个连续的基本移植步骤：

（1）从头部后部切取头皮条。

（2）将头皮条切割并分离成单个的 FU 或移植物。

（3）在受区打孔。

（4）植入移植物。

下文中我们将简要阐述各操作步骤，并根据并发症和风险评价其优缺点。

2. 从头部后部切取头皮条

根据手术范围，从头部后部的枕顶部区域切取长条状头皮条。

获取移植物时，手术刀按毛发生长的方向倾斜并向下切割以形成梭形或椭圆形切口。电凝止血。供区创面可以用缝线或皮钉关闭（图 3.6）。

3. 分离操作的优点

与打孔提取法相比，该方法的切口使瘢痕局限于枕顶部区域。与 FUE 法相比，获取移植物阶段的耗时明显缩短。

4. 缺点和并发症

分离操作的创伤可导致许多并发症的发生。

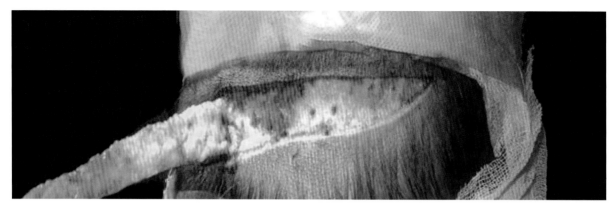

图 3.6 采用头皮条切取法切取枕部头皮条

5. 瘢痕较大

切取头皮条后会产生 1 条长度为 15 ~ 24cm 的瘢痕。理想情况下，瘢痕的宽度约为 3mm。但是这种仅 3mm 宽的最窄瘢痕要求切取的头皮条宽度不超过 10mm。如果切取 15mm 宽的头皮条，则会产生 3 倍宽度的瘢痕，即宽达 9mm。

目前的研究表明，头皮条的切取宽度与其产生瘢痕的宽度之间存在相关性[1]。

切取头皮条后皮肤的生理松弛度降低，导致创口边缘张力增大，从而使瘢痕变宽。这种对生物力学张力的反应性行为称为"弹性回缩"，通常在治疗后 6 个月内发生。

6. 以下因素会促使瘢痕增宽

（1）获取宽度超过 10mm 的头皮条。

（2）头皮皮肤松弛度低或活动性差。

（3）关闭创口之前未能对创口边缘进行充分的皮下潜行分离。

（4）创口关闭不全。

（5）早期不适当的活动，术后 6 个月内颈后部和肩部肌肉用力过度。

（6）进行繁重的体力劳动。

（7）采用头皮条切取法进行多次治疗，导致皮肤松弛度降低，供区瘢痕增宽（图 3.7、图 3.8）。

一般而言，利用头发可以很好地隐藏供区瘢痕。但供区瘢痕也可能影响患者的日常生活，影响患者发型的选择。瘢痕的增宽应作为一种并发症看待，因为瘢痕经常会导致患者出现不安和焦虑情绪，尤其是在大风天气、体育运动、理发及与伴侣和家人在一起时。在某些患者中，这种焦虑可能导致他们不愿意进行社交活动。

与瘢痕形成相关的其他并发症包括供区疼痛及瘢痕和邻近区域的不可逆性感觉异常。

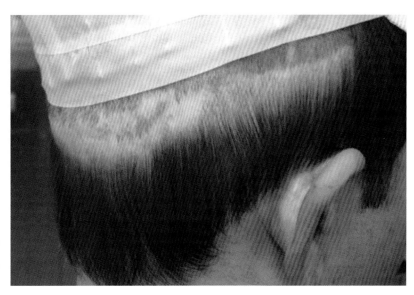

图 3.7　采用头皮条切取法进行两次毛发移植术后，供区瘢痕宽度增大至 2cm

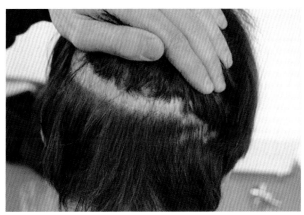
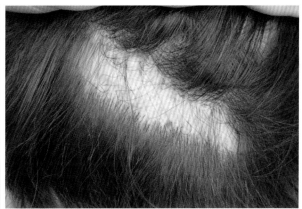

图 3.8　采用头皮条切取法进行 3 次毛发移植术后，供区瘢痕宽度增大至 2.5cm

7. 创伤诱导的脱发和供区原位毛发的微型化

"休止期脱发"指突然的弥漫性脱发，可以在头皮手术后发生。在美容手术中最常见于除皱术后继发性颞部脱发，这种脱发可以是可逆的，也可以是不可逆的。

在毛发移植术后供区周围出现的脱发称为应激性斑秃，主要表现为在供区附近区域突然出现的与组织损伤有关的原位毛发脱落。

采用头皮条切取法进行毛发移植术后，经常可以观察到供区周围毛发密度的降低，而这种与毛囊微型化有关的现象通常发生在切口瘢痕的下方。

术后脱发和医源性毛发微型化的严重程度也会随着手术创伤的严重程度和范围的不同而不同，最差的情况是发生不可逆的损伤。原位毛发的脱落和微型化不仅会影响患者的外观，还会使患者供区保留的毛发难以通过梳理遮盖瘢痕。此外，可用于后续治疗的潜在供区毛发数量也会减少（图 3.9）。

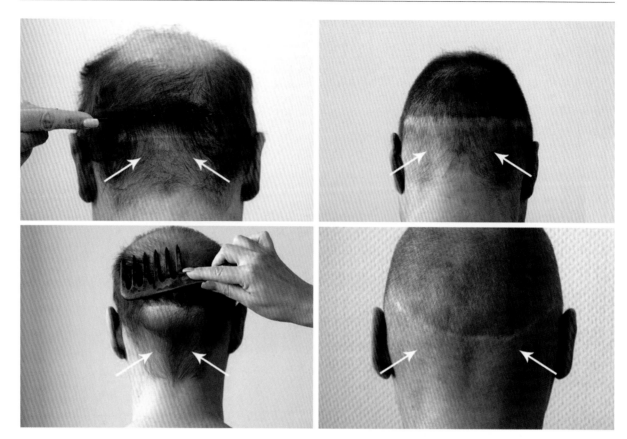

图3.9 4位采用头皮条切取法进行毛发移植术后的患者，出现供区毛发变稀薄及瘢痕下方FU微型化（箭头处）

8.邻近毛囊损伤导致的移植物损失

采用头皮条切取法获取移植物时，在头皮条切取和毛囊分离过程中都会导致邻近的FU离断。该种损失量为10% ~ 15%[2]。

例如，当切取1条长24cm、宽1cm的头皮条，其毛囊密度为70个FU/cm² 时，该头皮条内所包含的FU量为1680个。预计移植物损失量约为10%，即将会因离断而损失168个FU。

9.缺乏计算基础和无法确定移植量

每次毛发移植术前都应明确治疗的范围和程度，并计算所需的移植物数量。

由于头皮条切取法是切取整个头皮条，因此无法获取精确数量的毛囊单位移植物。其获取FU的数量取决于切取头皮条的大小及头皮条上的毛发密度。因此，只能获取与计算结果数量接近的FU的数量。所获取的FU可能会出现过多或过少，而这两种情况都不利于患者。获取FU过多时会造成浪费，而获取FU过少时则无法实现预期目标。当获取的FU移植物过少时，通常进行FU分离以获取达到预期数量的移植物。但是分离这些解剖学单元不仅会导致毛发生长延迟，还会导致存活率明显降低，甚至出现毛发生长直径显著减小的情况。

10. 将头皮条分离成单个 FU 或移植物

切取头皮条后，助手通过一系列步骤将其切割成较小的头皮条，然后在放大镜下将其切割分离成 FU 移植物。

11. 头皮条切取法的优点

将切取的头皮条进行切割、分离成 FU 移植物的步骤可以由非医疗工作人员来操作，以降低成本，获得更高的利润率。

头皮条切取法的支持者认为，与其他方法相比，应用头皮条切取法能够获取明显更多的移植物（2500 ~ 5000 个移植物）。但是这种说法并不完全正确。假设切取一个长度为 24cm、宽度为 1cm、平均毛囊密度（FD）为 70 个 FU/cm^2 的头皮条，外科医师可以从中获取 1680 个 FU 或移植物。只有两种方法可以使移植物的数量增加或加倍：

（1）头皮条的宽度增加或加倍，但是会导致组织损伤加重，瘢痕宽度可能大于 1cm。

（2）分离 FU 以获取更多甚至 2 倍数量的移植物，但是会导致 FU 受损，存活率明显降低。

12. 头皮条切取法的缺点

（1）**多次切割导致存活率降低**：头皮条切取法中将头皮条通过几个步骤切割分离处理成移植物。因为机械作用和处理过程中脱水，导致敏感组织受损，从而导致存活率降低。

（2）**移植组织体外保存时间长**：切取头皮条后，从中获取移植物需要一定的时间。在此期间，移植组织需在体外保存。体外保存时间的延长造成移植物缺氧性细胞损伤和坏死的风险增高。

（3）**休止期毛发损失导致供区毛发储备减少**：在头皮条切取法中，休止期毛囊（即在获取时处于静止期且不生长的毛囊）也被完全破坏而损失，进而导致移植物损失量进一步增加。

头皮约 15% 的毛囊处于休止期，但在视觉上是无法看到的。虽然一定时间之后它们也能产生毛发，但切取的头皮条被分离并处理成单独的 FU 时，这些看不见的毛囊会被永久性地破坏。上文所述的 1680 个 FU 的例子中，休止期毛发损失量约为 252 个 FU；总损失量（包括切口损失、离断损失以及休止期毛发损失）约为 420 个 FU，占移植总量的 25%。

三、受区打孔和移植物植入

所有毛发移植方法中在治疗的最后阶段步骤都是相同的，包括两个重要步骤：

（1）受区打孔。

（2）FU 或移植物的植入。

植入过程是毛发移植的最后关键阶段。在这一阶段中最优先考虑的应该是如何尽可能减少对受区造成的损伤。

应用打孔器械在受区创建植入位点。以正确的角度植入移植物十分重要，以使毛发生长方向自然，进而产生自然的美学外观。如果没有以正确的角度植入移植物，将造成毛发生长方向杂乱的情况，产生不自然的外观。

在第四章中笔者将详细地介绍受区打孔和移植物植入的方法。

必须满足成功植入的基本要求才能最大限度地提高移植物的存活率。植入过程（即移植物的完整植入）的操作是医师的职责，不能将其委托给非医疗人员。

后续将更深入地探讨这个重要方面的相关问题。

在德国等国家，在未经授权的情况下，将植入过程交给非医疗人员操作属于违法行为。而且这样做也是不道德和不负责的行为。首先，非医疗人员在完成工作后将不再与患者接触。其次，如果医师不亲自执行这个关键的步骤，甚至在治疗中根本不出现，结果会产生与患者在人际和专业上的隔阂，这必然会导致额外的毛囊损失及对患者了解的不充分。

如果术后效果不理想或者失败，由于医师不在场，医师将无法在后续检查中对其原因进行有效评估，导致无法进行确切的原因分析，未来有可能重复发生错误。缺乏个人实践的反馈会导致医师和非医疗人员都无法从经验和教训中得到学习和提高。

尽管如此，在许多实际操作中和诊所的日常临床实践中，由于成本原因仍存在委派非医疗人员进行移植物植入的情况。这会引起较大的风险及许多的问题，我们将在下一部分中予以探讨。

此外，还有可能对患者造成其他严重的不良影响，导致需要高昂的经济成本进行多次纠正和干预。

移植物植入最常见的错误包括：

（1）使用镊子夹持移植物时操作不当，导致撕裂和挤压损伤，降低移植物的存活率。

（2）受区移植孔与移植物匹配不佳，导致重复进行植入的操作，进而导致挤压损伤及移植物撕裂。常见的问题包括移植孔相对于移植物太小、移植孔深度小于移植物的长度等。

（3）移植物植入角度不当。植入移植物之前由医师创建的受区小孔具有不同的角度。通常是参照现有相邻毛发的生长方向。如果医师与患者在术前达成一致，也可以采取偏离自然生长方向的角度。

除了以上错误之外，植入过程中还存在供区污染的风险。此外，除了瘢痕增生严重导致毛发生长受限之外，也经常发生皮下组织坏死。如果在围术期不进行抗生素治疗，出现异常情况时不能早期进行手术修复，可能会出现更为严重的并发症。

四、采用头皮条切取法的疗效

在传统方法中，切取头皮条之后的步骤是分离处理头皮条。切取头皮条有可能造成严重的组织损伤，因而不可避免地会产生某些后遗症。用传统方法重复治疗会加重损伤和后遗症，因此不应该作为治疗进行性脱发的最佳方案。

采用头皮条切取法获取供体的传统方法可能出现的后遗症包括：

（1）移植物损失量过高，导致移植物毛发产量过低。

（2）医源性创伤性脱发。

（3）瘢痕过于明显。

（4）瘢痕痛。

（5）瘢痕区域可逆或不可逆性感觉异常。

（6）代偿姿势可导致姿态异常、头痛、背痛和肌肉紧张。

（7）血肿。

（8）感染。

（9）坏疽。

采用传统方法最常见的长期不良后果是出现不美观的瘢痕，常使患者术后无法选择短发或光头发型。随着时间的推移，进行性脱发的患者不得不持续接受进一步的治疗。

头皮条切取法是一种广泛使用的治疗方法（该方法手术量约占目前全球所有头发移植手术的90%），后续将在下一部分中更详细地介绍这种方法。

五、移植术后效果评估

头皮条切取法的最大优点是治疗耗时短，但也有许多缺点。

1. 解剖结构破坏严重

同获取毛囊的其他方法相比，头皮条切取法对头皮解剖结构的损伤最大。前文已经探讨了各步骤的损伤。

2. 疼痛感明显

应用头皮条切取法的治疗过程中，虽然进行了麻醉，但是其疼痛感依然较微创毛发移植法更为严重，患者对此需要有心理准备。疼痛主要表现在术后阶段，包括血肿、肿胀、缝线和创口张力引起的疼痛。因此，在术后的前几天，尤其是夜晚，患者会非常难受，甚至出现失眠。患者术后一般需要放松和睡眠，但创口和肿胀对此非常不利。在后枕区切取头皮条会造成有较大疼痛感的创口，通常使患者无法平躺休息。患者也不能在躺下时压迫受区（发际线、额颞角、头顶部），否则可能会造成移植物损伤。在某些情况下，患者必须几个晚上都以坐姿睡觉，以避免损伤移植物以及因摩擦而引起疼痛。

3. 外观不自然

将头皮条分离为单个 FU 的过程没有将其大小进行标准化，这会导致毛发生长不均匀。带有毛囊周围大量结缔组织的 FU 粗略分离会使毛干直径明显增加。

采用头皮条切取法移植的毛发通常看起来比天然毛发更浓厚。同一个人移植毛发的毛干直径大于天然毛发，相差最多可达 30%。天然毛发与移植毛发之间如果对比过于鲜明，尤其是在前发际线处，会使他人能明显看出患者接受过毛发移植，因而令患者难堪和产生困扰。在大多数情况下，这种毛干直径的差异会随时间的延长而消失。但是在某些情况下，这种毛干直径的差异将持续存在。

4. 患者需要进行多次毛发移植

超过 90% 的脱发患者患有 AGA，其中约 80% 的脱发是进行性的，因此单次毛发移植常无法有效地实现永久性治愈。

由于年龄与脱发之间存在一定的正相关性，因此年轻患者应慎重采用传统方法治疗。

六、对于传统头皮条切取法的评价及其在实践中的应用

在大多数情况下，采用传统的头皮条切取法进行毛发移植对患者来说并不是一种最佳的解决方案，因为这一方法造成的组织损伤较为严重。令人遗憾的是，尽管有上述并发症，而且可以采用对组织损伤更小的 FUE 法来获取毛囊，但是全世界依然有 90% 以上的植发手术是采用头皮条切取法。

以上所述的组织损伤和并发症，会随着后续的每次治疗变得更加严重，而且还会造成供区毛发变得明显稀薄。因此，采用这种方法治疗年轻患者会使他们可能失去其他的治疗选择，结果使他们年纪尚轻就无法继续进行治疗。曾经治疗过他们的医师常因为缺乏供区毛发而束手无策，放弃对他们进行再次治疗。

由此引出了一个问题：为什么在有其他术式选择的情况下，医师还是倾向于选择头皮条切取法？

回顾一下头皮条切取法的操作步骤（如下一部分中应用头皮条切取法的示例），可以明显看出，这一传统治疗方法的主要优点体现在医师方面，而不是在患者方面。以下为各步骤的耗时及其对疗

效的影响。

1. 切取头皮条

该步骤耗时约占总手术时间的 15%，耗时长短对供区创伤和瘢痕均有影响，但对受区移植的实际效果没有明显影响。

2. 将头皮条分离成单个移植物

该步骤耗时约占总手术时间的 35%。在实践中出于成本考虑，该步骤通常由非医疗人员完成。这样做虽然能够降低成本，但有可能给患者带来以下风险：

（1）操作人员分离移植物的技术水平参差不齐，会造成移植物大小不均匀，增加了毛干肥厚或萎缩的风险，最终导致毛发生长停滞。

（2）不熟练的分离操作会给较为敏感的毛发移植物带来风险：首先，可能增加毛囊的物理性损伤；其次，分离操作时间增加意味着移植物体外成活时间延长，这会加重移植物脱水和细胞坏死的风险。

由于该步骤对移植术的质量和美学效果有决定性的影响，因此不应交给非医疗人员操作。

目前有几个国家对于外科手术的操作者有非常严格的法律规定，通过立法保护消费者免受不正当医疗行为的损害。例如，德国法律规定，某些医疗检查和操作只能由医师进行。这是一个非常合理的规定，可以尽可能地保护消费者免受以获利为主要目的的不正规治疗的伤害。

毛发移植术中其他必须由医师亲自操作的项目包括：

（1）病史采集。

（2）诊断和确定手术指征。

（3）咨询答疑及与患者沟通。

（4）获得患者的知情同意。

（5）制订治疗方案。

（6）毛发移植术作为一项外科手术，术前需进行完整的体格检查。

3. 受区打孔

在实践中该步骤由医师亲自执行，约占总手术时间的 10%。打孔的深度、角度和密度必须精确且正确，该步骤会对治疗效果造成显著的影响。

4. 植入移植物

该步骤非常耗时，约占总手术时间的 40%，这也是为什么许多医师选择将其交给非医疗人员操作的原因。除了分离移植物之外，这是一个对移植效果影响最大的步骤，不应该将其交给非医疗人员操作。

将植入移植物委派给非医疗人员的风险包括：

（1）脱水、移植物的细胞坏死。

（2）挤压损伤和移植物的物理性损伤。

（3）植入部位不正确。

（4）植入角度不正确。

（5）植入深度不正确。

（6）感染风险增加，毛发生长停滞。

从器官移植的角度上看，毛囊移植物的植入实际上属于组织器官移植过程，是手术中基本的也是必要的步骤，对移植效果有决定性的影响。

另一个需要特别强调的问题是，美观是毛发移植的基本目的。毛发移植通常并不是必需的医学治疗，而是出于美学原因而进行的。其根本目标是在现有条件下实现视觉上的改善，这意味着美学是基础，而且是医疗操作的依据。

总之，毛发移植术的治疗效果是最重要的治疗方面，必须要考虑医疗方面的风险，还要考虑美学方面的风险。当毛发移植供区的毛发资源有限时，这一点就更为重要。

参考文献

[1] NirmalB, SomiahS, SacchidanandSA. A study of donor area in follicular unit hair transplantation[J]. J Cutan Aesthet Surg,2013;6:210-213.

[2] Haber RS. The "Spreader": technique and indications. In: Unger W, Shapiro R, editors. Hair transplantation[M]. 5th ed. New York: Aufl. Informa Healthcare; 2011.

第四章　微创毛发移植术

"微创手术技术"的概念首先由美国外科医师斯特林·布耐尔（Sterling Bunnell）提出[1]。其基本含义是精细地处理各种解剖结构以尽可能减少对组织的创伤。

"技术"是指人类在各领域中特定的劳动技能。微创技术是指借助于对组织结构损伤最小的微创器械而进行特定精细操作的技术。

传统技术（打孔提取法和头皮条切取法）使用创伤较大的器械，会造成组织结构的损伤。

一、微创毛发移植术的目标

毛发移植是纯粹以美容为目的，通常在没有医学指征的情况下进行的微创外科手术。其治疗目的是改善主观感知的视觉效果，重点在于美学方面。此外，睫毛和眉毛移植还具有生理功能，例如保护眼部免受污物和汗水的侵害。

在日常用语中，"美学"与"美丽""有品味""吸引人"等词语具有相同的含义。这些词语与毛发移植术中所涉及的"美学"一词概念相同，是微创毛发移植术必须满足的关键条件。毛发移植术的"美学效果"通常指尽可能自然的术后效果，包括移植受区的美学（发际线、毛发密度、毛发质量及毛发生长方向）和供区的美学（毛发密度及减少瘢痕）。

为实现美学效果，手术应尽量避免引起不可逆的瘢痕形成及毛发稀薄。良好的美学效果只有采用微创技术才能实现，以保留各种解剖结构，如毛囊、皮肤、神经及血管，这需要具有尽量减少医源性创伤的良好的微创外科手术意识。

二、微创毛发移植术的要求

微创毛发移植术的目的是为了预防和减少受区和供区的瘢痕形成。为此，必须满足以下要求。

1. 采用直接解剖法提取移植物

直接解剖法提取移植物因为仅获取单个 FU，大部分的皮肤组织不会受到影响。其他的非解剖学提取技术是将几个 FU 一起获取，然后通过若干步骤将其分离成单个 FU。

提取单个 FU，保护了肉眼看不到的休止期毛囊。与之相比，传统方法对休止期毛囊的损伤甚至完全破坏是不可以避免的。

2. 提取标准大小的移植物

提取标准大小的移植物能够使移植的毛发组合成一个美学上和谐的整体，而没有任何视觉对比差异，因此对于移植效果十分重要。提取标准大小的移植物为所有移植物创造了相同的生长条件，现在有各种直径的毛囊提取针可供临床使用。

3. 避免使用局部浸润肿胀麻醉

局部浸润肿胀麻醉不适用于毛发移植术，因为会导致组织内压力增高，进而影响组织的血流灌注，且可导致急性脱发、应激性脱发甚至组织坏死。在供区和受区必须避免医源性创伤引起的脱发（毛发损失增加）。供区不可逆的脱发会明显影响后续的毛发移植，甚至由于缺乏供区毛发而使后续的毛发移植无法进行。肿胀溶液向下浸润会造成术后面部肿胀，通常持续 1 周左右，会严重影响患者的外貌，这种肿胀通常非常严重，以至于患者无法出现在公共场合。目前一般认为，使用局部浸润肿胀麻醉进行该手术是不恰当的。

三、微创毛发移植术对于患者的益处

微创毛发移植术对于患者具有以下益处：

（1）实现治疗的精准量化，可以重复进行。术前能够精确确定获取移植物的数量和位置，因此治疗精确，减少移植物的损失。这种精确的定量可以减轻对组织的损伤，因此无论患者的年龄如何，都可以重复进行微创毛发移植术。精确的定量使医师能够根据患者的具体情况进行个性化的治疗。与之相对的，切取整个头皮条的方法会导致供区医源性创伤，而且也不可能获取到术前经计算确定的所需数量的移植物；如果想得到单个 FU，还需其他分离步骤，会造成移植物额外的损伤。

（2）术后患者可以自由选择长发或短发发型，而不必担心会露出不美观的瘢痕。

（3）即使是进行性遗传性脱发（80%的AGA）的患者，术后也可以选择再次进行毛发移植术，甚至因为并不会留下较大的瘢痕可以选择剃光头造型。

（4）术后不会遗留较大的瘢痕，因此瘢痕区域不会出现瘢痕痛、不可逆的感觉异常或对天气的敏感。

四、FUE 法：微创毛发移植术

FUE法即毛囊单位提取（Follicular Unit Extraction）法，是一种采用直接解剖法提取FU的微创毛发移植方法。毛发天然成束生长，每束最多包含5根毛发。因此，含1~5根毛发的毛囊组称为毛囊单位（FU）。

在FUE法中，FU是作为完整的解剖单位被单个提取的，基本步骤如下：

第一步，使用微小的、专门设计的提取针从毛发边缘提取单个FU。用空心针套入毛根，按照毛发生长方向倾斜并施力。通过手动来回转动，将尖锐的提取针刺透表皮，深达皮下组织的浅层或中层。

第二步，使用精细提取镊拔出仍处于皮肤中的FU。将它们保存于低温无菌的生理盐水溶液中，直至将它们植入受区。提取过程产生的创伤非常微小，几天内就会自然愈合，几乎不会遗留瘢痕。采用该方法可以完整地获取单个FU，而且通常不会留下明显的瘢痕。

正确使用该方法仅会造成微小的头皮创伤。因此既不会因应激性脱发导致毛发变稀薄，也不会出现原生毛发微型化。尤其是这种组织损伤小的提取技术与精确定量提取移植物相结合，使该微创手术可以以适当的时间间隔重复进行，进行性AGA的患者可能需要重复进行手术。

FUE法还有另一个特殊的优势。因为不会损伤皮肤，所以不仅可以在头皮上进行，也可以在身体其他部位上进行。这使供区从"安全的毛发边缘"扩展到其他可提供大量毛发的区域，如胡须生长区和体毛生长区。

在毛发结构允许的情况下，也可以从胸部、腿部和腋窝等区域获取FU作为供区毛发，这对于头部毛发有限的患者十分有利。

FUE法是目前唯一的微创提取技术，也是毛发移植术中唯一的微创手术。

五、术前准备

（一）病史采集

第一个术前步骤是病史采集。如前所述，由于AGA的发病率较高，临床上主要治疗患有该病的患者，因此在一定情况下可以忽略其他形式脱发的病史和鉴别诊断。由于AGA表现出多基因遗传模式，因此应重视家族史的全面采集。对患者近亲头发状况的精确分析将提供关于患者脱发临床进展的重要信息，这也是术前设计的重要参考。家族史采集时需要对患有脱发患者的直系亲属和家族成员（至三代亲属）进行全面细致的分析。如果可能，患者应携带这些家庭成员在年轻时拍摄的照片。许多患者通过自己研究和检查照片可以发现一些联系，并产生了某些疑问。通过患者与医师的合作，通常可以确定患有脱发或可能脱发的家庭成员，并解决相关的疑问。

一般情况下，不应根据毛发颜色或毛发结构对雄激素性脱发模式进行分级。因为遗传性雄激素性脱发特征可能与毛发结构和毛发颜色无关。

虽然70%的患者是父系遗传脱发，但也应仔细检查其母系遗传脱发模式。

母系遗传对脱发没有影响的普遍看法是不正确的，而且会导致许多患者得到错误的建议并接受错误的治疗。

采集家族史的数据可用于确定当前的头发状态，并预测将来的脱发程度。可以将患者的脱发模式与其直系亲属和家族成员（至三代亲属）的脱发模式进行比较，最后将其与具有最相似脱发模式者归为一类。在这方面 NW 脱发分级法非常实用。

如果患者的祖父和外祖父均患有 AGA，那么更相似的脱发模式将为遗传方式提供重要线索。采用这种分级法时还必须考虑到患者年龄的增长。脱发和生物学年龄之间存在一定的正相关性，这种相关性会一直持续到65岁，之后脱发速度逐渐减慢或停滞[2]。临床经验表明，约70%的患者中可以发现至少1名亲属有类似的脱发模式。只有通过全面地采集家族史，医师才能更好地确定患者脱发的进展状况和安全供区，从而为制订最佳手术治疗方案提供参考。

（二）适应证和禁忌证

以下标准对于确定是否适合或禁忌行毛发移植术非常重要：

（1）脱发的家族史。

（2）患者痛苦的心理压力状态。

（3）患者对毛发移植术的期望值。

（4）患者年龄。

这些标准因患者而异，并在一定程度上相互影响。以下描述了毛发修复外科医师在临床中经常遇到的一些具体情况。

1. 患者家族史不完整

约30%的患者家族史不完整，无法归类为与某位亲属相似的脱发模式，无法获得关于这些患者脱发临床进展的重要信息。在这种情况下，增加了确定手术指征的难度。

在40岁以下脱发者尚未完全进展，且没有已知亲属具有类似脱发模式时，判断是否适合行毛发移植术较为困难。因为进行性脱发可能为 NW Ⅵ级或Ⅶ级，这可能是毛发移植术的禁忌证。

2. 家族史不明的年轻患者

关于毛发移植术的最适宜年龄仍存争议，特别是对年轻患者（18～30岁）是否适合采用传统技术进行毛发移植术的争议较大。采用微创技术时情况略有不同，由于其组织损伤小，可定量提取所需的毛囊，因此属于可重复进行的毛发移植术。对于家族史不明的年轻患者，应该十分谨慎，需要由经验丰富的医师进行评估，然后通过与患者密切协商确定治疗方法。

3. 患者对毛发移植术的期望值

采集病史时，医师还应评估患者对毛发移植术的具体期望值。

临床经验表明，尤其是已经有 NW Ⅰ～Ⅲ级脱发的年轻患者（20～30岁）期望值较高。其原因是他们此时还拥有一定的完整的发际线，很难理解并接受未来可能进行性脱发直至65岁。对于这些患者，通常需要进行非常详细的咨询，通过较长时间的沟通，充分了解他们的疾病特点及其影响。

这些患者通常希望只进行一次毛发移植术就可以恢复自然的毛发密度。但这显然是一种不切实际的想法，会使患者对毛发移植术期望值过高。患者的这种期望值有时是基于某些诊所和医师的不切实际的承诺，在互联网论坛上一些不负责任的帖子也会误导患者。医师需要降低患者的期望值，并确保患者在治疗之前有现实的期望值。如果沟通后，患者仍有无法纠正的不切实际的期望值，应予以拒绝，避免对患者进行治疗。

4. 脱发引起的心理压力

许多患者年轻时即患有遗传性进行性脱发，他们的脱发未来必然会继续发展。了解到将来必然会出现进一步的脱发，对于患者来说会造成很大的心理负担。主治医师必须在患者的治疗过程中重视这一重要情况。患者心理压力的程度因人而异。有些人（尽管非常少）并没有受到太大的影响，而其他人则心理压力较大，以至于他们的生活质量会受到严重影响。通过与患者的交流发现，脱发经常会影响患者的人际交往，从而影响患者与他人的人际关系。因此，脱发不仅是身体上的变化，还会带来情绪上的变化，可能会对患者的性格造成极大的影响。

在许多情况下，性格改变可能导致人们退出人际交往，拒绝学校、教育和工作等社交活动。脱发通常伴随自尊受损，且经常导致孤独、孤僻的性格出现，严重的可导致抑郁，甚至有的患者会产生自杀的想法。在这种困扰下，许多患者将毛发移植视为脱离这种恶性循环的唯一途径。

在全面获得患者的家族史并预测未来脱发的程度之后，应该考虑患者可能存在的巨大的心理压力，因此它是确定适合采取何种治疗方案的关键的参考依据。

家族史的结果通常预示患者的预后非常不佳。患者必须做好脱发可能严重到不适合进行毛发移植术（NW Ⅵ～Ⅶ级）的心理准备。在这种情况下，患者的心理压力会非常大，可能难以接受这样的预后结果。对此，仍然可以选择药物疗法。在对患者放弃毛发移植治疗之前，可以尝试使用非那雄胺等药物治疗以减缓脱发，也可以考虑同时使用米诺地尔。然后指导患者每月在标准化条件下拍摄照片，以记录头发状态的动态变化过程。大约 6 个月后进行复诊，医师将根据病情变化，确定是否属于手术指征。如果应用非那雄胺和米诺地尔后症状无任何改善，就必须放弃进行毛发移植。在这种情况下唯一的选择是：如果患者体毛充足，可以进行体毛移植。

5. 供区毛发密度低

供区毛发密度低是相对或绝对的禁忌证。供区毛发密度低可能是由于以下原因所致：

（1）弥漫性非特征性脱发（Diffuse Unpatterned Alopecia，DUPA）：这种罕见的毛发疾病的特征是头发广泛微型化和毛囊密度降低，低于 50 个 FU/cm^2（图 4.1）。

（2）过去曾行多次毛发移植术所导致的医源性毛发稀薄及毛发边缘的毛囊微型化（图 4.2）。

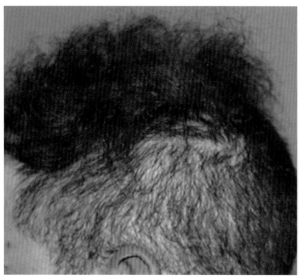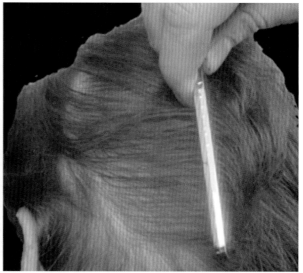

图 4.1 弥漫性非特征性脱发（DUPA）表现为开始广泛的毛发微型化

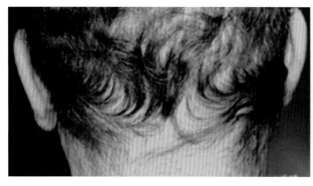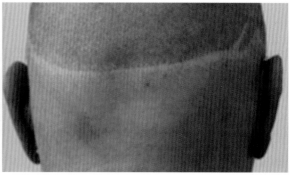

图 4.2 左图：采用头皮条切取法进行单次毛发移植术后，供区毛发变稀薄和微型化。右图：采用头皮条切取法进行两次毛发移植术后，供区毛发变稀薄和微型化

6. 尼古丁的使用

使用尼古丁后因其缺氧和血管收缩效应的相互作用，会导致创口延迟愈合[3]。

由于尼古丁损害了移植物的血液供应，使移植物获得的氧气和营养减少，导致移植物的存活率降低。这一点与通常治疗尼古丁使用者的临床经验一致。因此，对于该类患者，应禁行毛发移植术。

六、术前设计

患者的病史并不是确定是否适用于毛发移植的唯一依据。需要收集相关的诊断数据，在此基础上考虑是否施行毛发移植术、患者的具体益处以及最适宜的治疗方案。

相关的数据为长期治疗方案提供了依据，而且可以为患者提供未来脱发情况的初步预测。此外，还可以对比分析术后效果。

诊断过程中必须获得以下数据：

（1）现在和未来预期的脱发面积（cm^2）。

（2）供区的面积。

（3）供区的毛发密度。

（4）目前需要的移植物数量。

（5）未来需要的移植物数量。

（6）毛干直径。

在获取其中一些数据之前需要预先确定发际线的位置。因此在详细分析上述数据之前，首先探讨发际线的设计方法。

（一）发际线

确定脱发区域面积的关键性指标是确定头发的前界，即前发际线。由于其位于暴露的位置，因此设计时必须满足发际线外观自然的美学要求。

发际线（Hairline，HL）是有毛发覆盖的前额上部约5mm宽的条形区域。起自前正中线（Frontomedian Line，FML）上的前额中点，横向与颞部毛发边缘形成额颞角（Frontotemporal Angle，FTA）。当该角由于毛发稀薄或脱发而增大时，即为额颞部脱发。值得注意的是，额颞部脱发不但出现于 AGA 患者中，一些人可能先天就呈现出额颞部脱发的外观（图4.3）。

在发际线的术前设计中，应始终注意发际线在额颞角处与外眦线（Canthus Line，CL）的特定位置关系。外眦线通常经过额颞点（额颞角顶点）或位于其内侧（图4.4）。

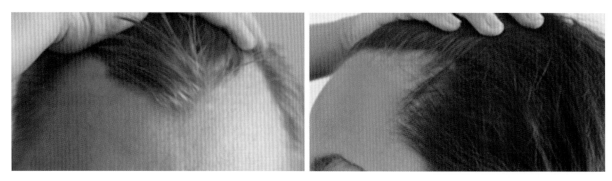

图 4.3 左图：未患 AGA 的 26 岁男性患者先天的额颞角。右图：未患 AGA 的 19 岁女性患者先天的额颞角

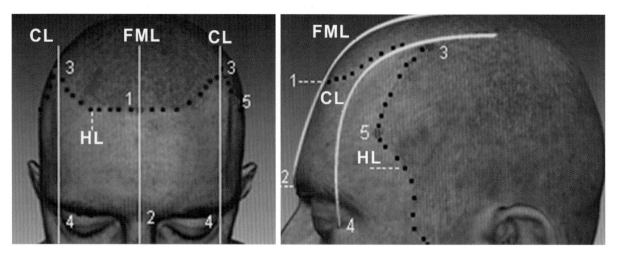

图 4.4 用于确定发际线的解剖学标志。参考点：1. 前额中点；2. 眉心点；3. 额颞角（FTA）；4. 外眦线（CL）；5. 颞角。参考线：HL，发际线；FML，前正中线：起自眉心点，下经鼻尖、上唇中点至下颌部尖端，上至发际线上的前额中点；CL，外眦线：起自外眦，平行于前正中线，至额颞角

1. 发际线设计的标准

设计适合患者年龄的前发际线非常重要。随着年龄的增长（尤其在男性患者中），2 ~ 3cm 的发际线后退属于正常现象。

对于可能预后不良及预计会发生额部和顶部区域脱发的患者，需要以移植物覆盖整个脱发区域。因此，对于这些患者，整体美学效果的考量优先于他们所期望的发际线位置，须找到恰当的方案。

术前设计时必须考虑 HL 与 CL 的特定位置关系。

临床上约有 50% 的患者可能会出现包括顶部区域在内的整个头顶部的进行性脱发，因此额部发际线的定位是非常重要的。过度追求年轻的发际线位置会造成供区毛发消耗过多，未来如果出现进行性脱发，毛发供区可能不足。

在术前进行知情同意谈话时，必须告知患者发际线定位过前的风险，这一点是毛发修复外科医师的职责，尤其对于预后不良或家族史不明的患者更为重要（图 4.5）。

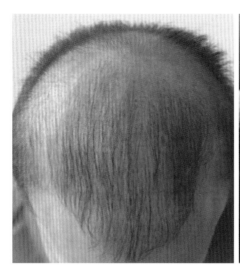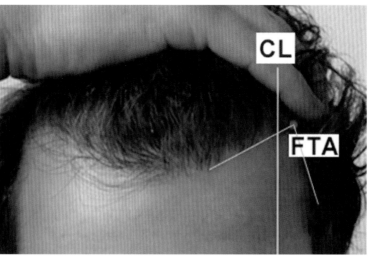

图 4.5　左图：一位 46 岁患者（NW Ⅵ 级）采用头皮条切取法进行 3 次毛发移植术后。从传统毛发修复术的角度来看，已经无法再进行毛发移植术了。患者整个毛发边缘脱发区域持续进行性扩大，发际线定位过前。右图：一位 25 岁患者（NW Ⅲ 级）采用头皮条切取法进行毛发移植术后，发际线定位过前。额颞点（额颞角的顶点）位于 CL 外侧，导致发际线外观不自然

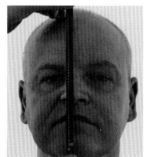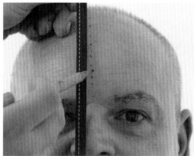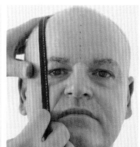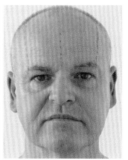

图 4.6　使用软尺绘制 FML 和 CL 参考线

2. 发际线设计

以下为绘制前发际线的基本过程。

首先使用软尺在患者皮肤上绘制 FML。然后使用软尺绘制双侧 CL（图 4.6）。

按照以下标准确定并绘制前额中点，即发际线的最前点：

（1）随着年龄的增长，发际线自然后退 2 ~ 3cm。

（2）预计未来出现的 NW 脱发分级，这是最重要的参考标准。预计的级数越高，前额中点的定位越偏后方。

（3）患者的诉求。

确定前发际线最困难的一步是确定前额中点与 FTA 之间的线。典型的女性发际线与典型的男性发际线略有区别（图 4.7）。

对于男性患者，还必须考虑到发际线随着年龄增长的生理性后退和未来的 NW 脱发分级。

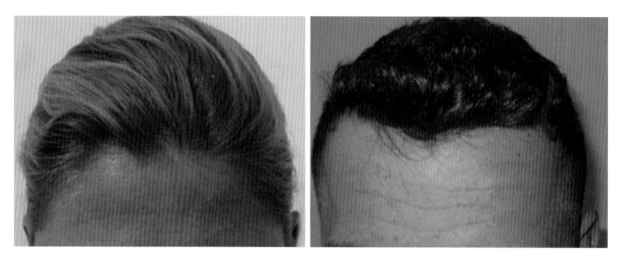

图4.7 左图：一位有典型女性发际线的40岁女性：颞部头发位置更靠前，导致前额上部较窄。右图：一位有典型的男性发际线的37岁男性：发际线边缘出现与年龄相关的后退，颞部毛发非常少，前额上部较宽

NW Ⅳ级及更高级别的患者中，对于额颞部脱发仅应进行部分移植，因为完全移植需要较多的移植物（图4.8）。

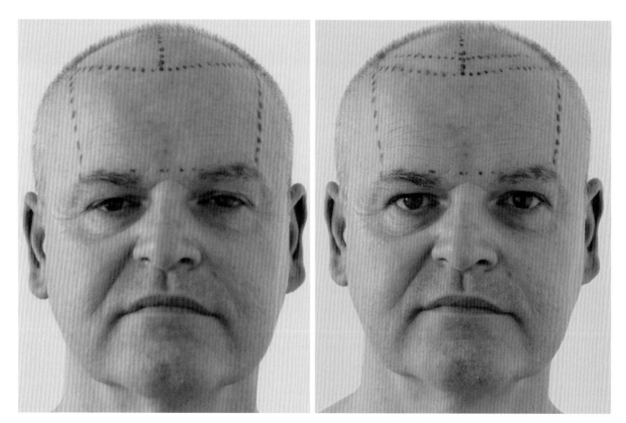

图4.8 左图：根据参考线和患者的诉求标记出的发际线。右图：考虑到NW脱发分级和供区毛发的可用数量，最终发际线标记在第一个发际线的前面

（二）计算面积

1. 实际和预计脱发区域面积的测算方法

目前尚没有一种标准化方法可用于测量头部脱发区域的面积。过去曾采用简单的几何面积测量来确定脱发区域的面积，但是这种方法非常不准确，不具有可重复性，而且脱发模式在个体之间差异很大，因此不建议采用这些方法。

多年来，笔者在临床实践中借鉴其他医学领域的两种面积计算方法计算脱发区面积。下文将展示使用这两种方法进行计算的示例，并探讨它们各自的优缺点。基本方法是采用 Visitrak 设备进行数字化面积测算，并应用 Blitz 3D 扫描仪或 Eva 3D 扫描仪进行三维测量。

2. 应用 Visitrak 设备进行数字化面积测算

将带网格的薄膜放置于脱发的受区，沿其边缘在薄膜上绘制出边缘轮廓线，然后将薄膜放在专门设计的数字垫上，用专门的触针沿先前绘制的轮廓线临摹，即可数字化精确测量该区域的面积（图 4.9）。

除了计算已经脱发区域的面积之外，通常还应该计算预计未来会出现毛发稀疏及脱发区域的面积（图 4.10、图 4.11）。

Visitrak 的优点：

（1）操作方便、快捷。

（2）数据准确，具有可重复性。

（3）短发或长发都可以适用。

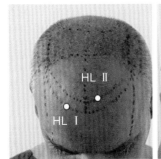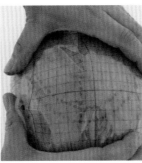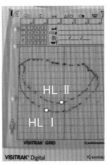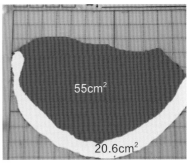

图 4.9 应用 Visitrak 测算面积，示例 1。应用 Visitrak 测量在两种不同的发际线标记下额部脱发区域的面积。根据目前的 NW 脱发分级（NW Ⅳ 级）和预计未来的脱发情况（NW Ⅴ 级），倾向于选择发际线 Ⅱ。发际线 Ⅰ 与发际线 Ⅱ 之间的面积为 20.6cm²，如果进行毛发移植术，需要 400 ~ 500 个 FU。经过与患者协商决定选择发际线 Ⅱ，不仅是出于美学考虑，还因为可用的供区毛发量较少

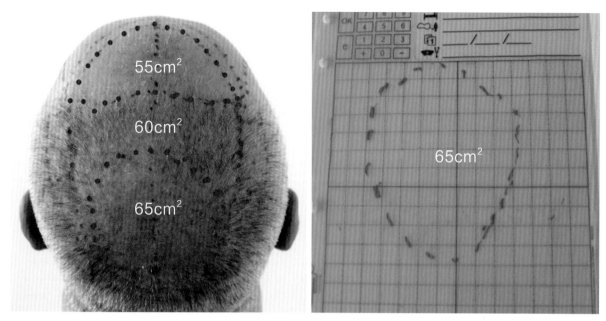

图 4.10 应用 Visitrak 设备测算面积，示例 2。额部脱发区域（55cm²）与顶部脱发区域（65cm²）之间残存毛发连接区域（60cm²），其中 50% 为移行区（毛发稀薄区域）。因此，残存毛发连接区域的移行区约为30cm²。目前该 48 岁男性患者（NW Ⅳ 级）的脱发区域面积约为150cm²。由于预后不良，预计未来残存的毛发连接区域也会完全脱发。因此，预计未来总脱发面积至少为180cm²，在进行毛发移植术的术前设计时必须考虑到这一点（表 4.1）

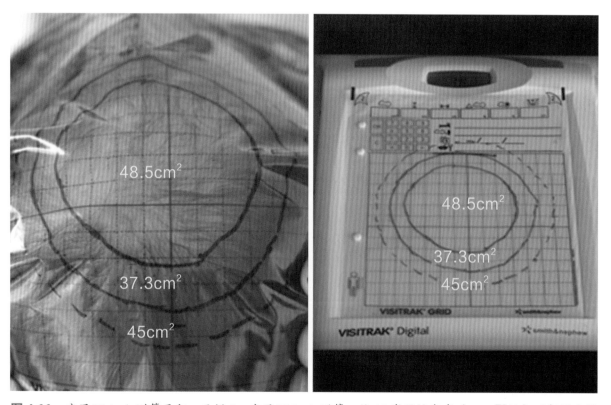

图 4.11 应用 Visitrak 测算面积，示例 3。应用 Visitrak 测算一位 38 岁男性患者（NW Ⅳ 级）顶部脱发区域面积：测得脱发的受区面积为 48.5cm²；移行区（毛发稀薄区域）的受区面积为 37.3cm²；因 AGA 未来脱发总面积将达到 45cm²

（4）毛发移植术中可以在保持无菌条件下使用。

（5）价格相对便宜。

表 4.1　毛发修复术相关重要概念汇总（图 4.10，示例 2）

类型	目前脱发区域面积	未来脱发区域总面积	供区毛发总数	最大可提取供区毛发数量	可提取 FU 数量	180cm² 受区中移植毛囊密度（TFD）	180cm² 受区中移植毛发密度（THD）	每毛囊单位毛发数（HFU）
NW Ⅳ级	150cm²	180cm²	16 200 根	8100 根	4500 根	25 根 /cm²	30.1 根 /cm²	2 根

Visitrak 的缺点：

（1）带网格的薄膜和数字垫的大小有限：薄膜和数字垫作业区大小为 14cm×14cm。因此，目前无法通过一次操作完成较大脱发区域面积的测算，必须将待测区域分为两个较小的区域分别测算。

（2）测算数据只能通过人工进行传输。

3. 应用 Blitz 3D 扫描仪或 Eva 3D 扫描仪进行三维测量

该方法可以在不使用激光的情况下完成脱发区域的数字化测量。扫描仪每秒获取头部的若干图像，自动按顺序排列以创建三维图像。该测量过程包括 3 个步骤：

（1）通过扫描仪获取图像。

（2）扫描图像合成。

（3）结果生成。

应用专用软件可以根据生成的颅骨模型计算脱发面积（图 4.12）。

Blitz 3D 扫描仪或 Eva 3D 扫描仪的优点：

（1）重量轻，易于操作。

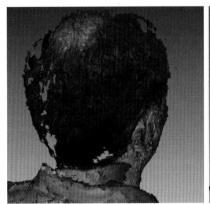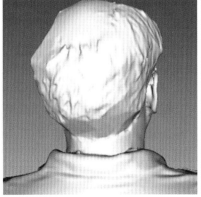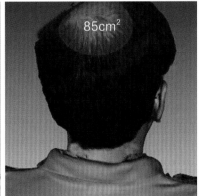

图 4.12　采集和排列图像，之后进行图像合成，最后生成结果

（2）应用数字化手段获取数据，具有可重复性和高准确度。

（3）可以进行三维测量。

Blitz 3D 扫描仪或 Eva 3D 扫描仪的缺点：

（1）图像文件基本是自动化数字处理，处理较大的文件会相当耗时，因此毛发修复外科医师无法立即使用其结果。

（2）不能显示单根毛发的精确位置。

（3）采购成本高。

（4）不具有较强的计算机应用能力。

4. 使用坐标法测算安全供区的面积

术前设计中的一个重要步骤是测算头皮安全供区的面积，包括接近整个颞顶枕部的毛发边缘。必须确定每个患者的安全供区，并测算出其面积大小。

在老年 AGA 患者中，肉眼观察头皮可以很容易地区分出头皮的脱发区、移行区与未脱发区，而在年龄小于 40 岁的年轻患者中区分常较为困难，因为他们的脱发过程尚在进行中。

因此，必须根据检查和家族史数据确定安全供区。

过去确定供区面积的方法适用于传统毛发移植方法，不一定适用于微创的 FUE 法。与传统方法相比，由于微创的 FUE 法采用组织损伤小的提取技术，可用于整个头发边缘，因此有更大面积的供区。

为了实现以可重复性的简化方式确定 FUE 法供区面积，笔者应用了自行设计的基于颅骨和软组织参考点的专用坐标系统。除参考点外还使用了参考线（图 4.13）。

笔者还开发了一个患者可以轻松计算自己脱发区域面积的应用程序 Azar Hair Assist。

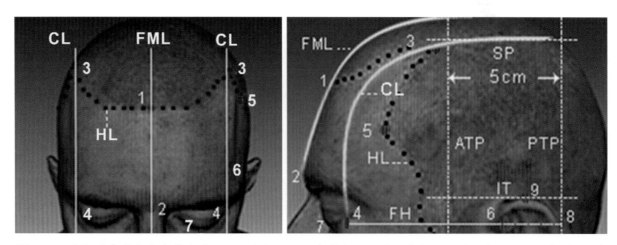

图 4.13 坐标系参考点和参考线的正面观和侧面观。参考点：1. 前额中点；2. 眉心点；3. 额颞角（FTA）；4. 外眦；5. 颞角；6. 耳屏点；7. 眶下缘；8. 耳后点（在眶下缘水平的耳轮后缘）；9. 耳轮上缘的最高点。参考线：HL，前发际线；FML，前正中线：起自眉心，下经鼻尖、上唇中点至下颌部尖端，上至发际线上的前额中点（FMAP）；CL，外眦线：起自外眦，平行于前正中线，至额颞角；PTP，后颞顶线；ATP，前颞顶线；SP，上项线；IT，下颞线

5. 应用 Azar Hair Assist 进行数字化面积测算

应用笔者开发的用于测算脱发区域面积的应用程序 Azar Hair Assist，患者可自行测算自己脱发区域的面积。这为其提供了有关脱发区和移行区的有价值信息，为可能进行的毛发移植术提供了重要的参考。

在笔者建立的网站上，应用程序 Azar Hair Assist 可供患者免费使用，网址为 https://www.ifue-haartransplantation.de/azar–hair–assist/。

6. 供区分区

预计未来的脱发区域是根据检查和家族史中获得的数据而确定的，应用坐标法确定安全供区，之后计算安全供区面积。

为此，将整个供区分为 2 个侧区、2 个颞顶区（区域 1 和区域 2）和 3 个后区，即顶区（区域 3）、枕顶区（区域 4）和枕区（区域 5）。

7. 确定颞顶区面积

确定双侧颞顶区的面积为其他区域面积的计算提供了基础（图 4.14、图 4.15）。

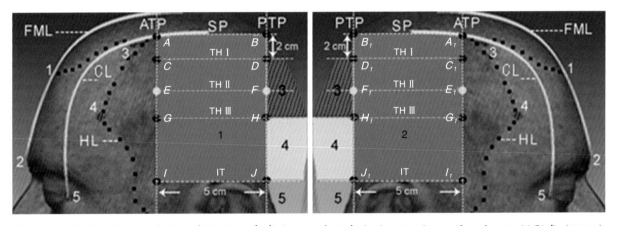

图 4.14 使用坐标法确定颞顶部供区。参考点：1. 前额中点（FMAP）；2. 眉心点；3. 额颞角（FTA）；4. 颞角；5. 外眦；6. 耳前切迹；7. 眶下缘；8. 耳后点（在眶下缘水平的耳轮后缘）；9. 耳轮上缘最高点；10. 耳屏；11. 耳轮（因图片大小限制 6 ~ 11 在图中无体现）。参考线：HL，前发际线；FML，前正中线：起自眉心，下经鼻尖、上唇中点至下颌部尖端，上至发际线上的前额中点（FMAP）；CL，外眦线：起自外眦，平行于前正中线，至额颞角；面横平面（法兰克福平面）：耳前切迹与眶下缘的连线定义的平面。耳前切迹是指耳屏和耳轮（耳轮脚）之间最深的凹陷处；后颞顶线（Posterior Temporoparietal Line，PTP）：起自耳轮后缘的耳后点，垂直于面横平面；前颞顶线（Anterior Temporoparietal Line，ATP）：垂直于面横平面，平行于后颞顶线，在后颞顶线前方约 5cm 处，是颞顶区的前边界；上顶线（Superior Parietal Line，SP）：该水平线与外眦线相交，是颞顶区上部的边界；下颞线（Inferior Temporal Line，IT）：该水平线经过耳轮上缘，平行于上顶线，与外眦线相交，是颞顶区上部的边界。确定颞顶区：蓝色标记的矩形区域 1 和 2 表示左、右颞区的供区。该区域与周围参考线的交点分别记为 A、B、I、J 和 A₁、B₁、I₁、J₁。颞顶区 1 和 2 均由 3 条水平分界线划分为 4 个较小的矩形：TH I 位于上顶线下方 2cm 处，是矩形区域 3（顶区）的上边界。TH III 是矩形区域 3（顶区）的下边界和矩形区域 4（枕顶区）的上边界，而且还将矩形 CDIJ 分成两半。TH II 将矩形 CDGH 和区域 3（顶区）分成两半

笔者在确定安全供区面积时将患者分为两类。

第 I 类：头顶但不包括顶部脱发的患者。根据 NW 脱发分级法，该组包括 I 级、II 级和 III 级脱发，但不包括 NW III 级顶部型。根据 NW 脱发分级法，60 ~ 69 岁男性患者中 43% 为第 I 类（图 4.16）。

第 II 类：该类型为包括顶部区域脱发的所有脱发类型。包括 NW 脱发分级法的 III 级顶部型、IV 级、V 级、VI 级和 VII 级。根据 NW 脱发分级法，60 ~ 69 岁男性患者中 57% 为第 II 类。

8. 确定第 I 类患者的供区面积

前 3 种脱发类型，即 NW I ~ III 级头发边缘稳定。因此，可用上述坐标法确定供区面积（图 4.17）。

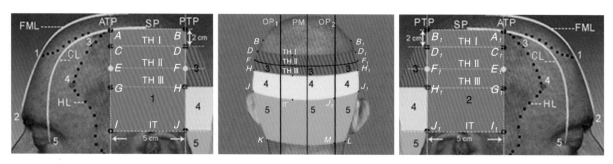

图 4.15 使用坐标法确定供区的后区。供区的后区分为 3 个区域。顶区（区域 3）：与 2 个颞顶区（区域 1 和区域 2）相邻。其左边界为 DH 线，右边界为 D_1H_1 线，上边界为 TH I 的延伸线，下边界为 TH II 的延伸线。枕顶区（区域 4）：与 2 个颞顶区（区域 1 和区域 2）横向相邻。其上边界为 TH III，下边界为下颞线。枕区（区域 5）：其上边界为下颞线，下边界为后发际线和外眦线，JK 线和 J_1L 线为该梯形区域的外侧边界。PM，后正中线；枕顶线 OP_1 和 OP_2 平行后正中线

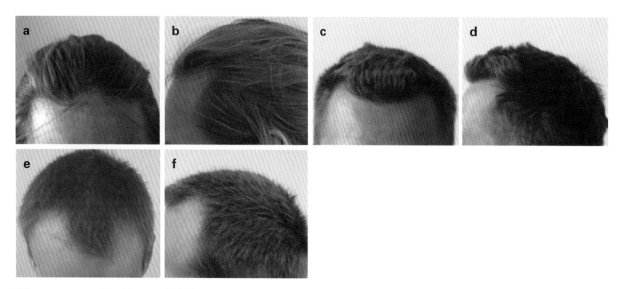

图 4.16 NW I ~ III 级脱发患者的正面图和侧面图：（a、b）：NW I 级，60 ~ 69 岁男性患者，19% 为该型（根据 NW 脱发分级法）。（c、d）：NW II 级，60 ~ 69 岁男性患者，16% 为该型（根据 NW 脱发分级法）。（e、f）：NW III 级，60 ~ 69 岁男性患者，8% 为该型（根据 NW 脱发分级法）

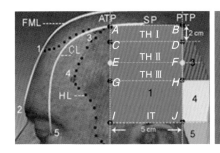 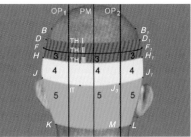 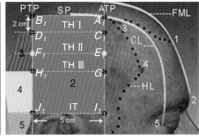

图4.17　确定和计算第 I 类患者（NW I ～Ⅲ级）的供区面积。将第 I 类患者供区划分为5个较小区域：2个颞顶区1和2，1个顶区3，1个枕顶区4，1个枕区5。计算供区面积：区域1～3和4为矩形：F1=$AB \times BJ$。F2=$A_1B_1 \times B_1J_1$。F3=$DD_1 \times DH$。F4 =$HH_1 \times HJ$。区域5为梯形：F5=$\frac{1}{2}(JJ_1+KL) \times J_3M$

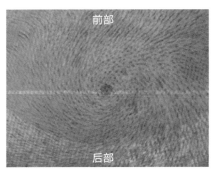 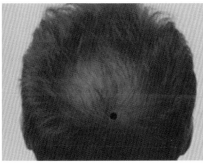 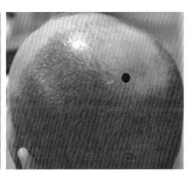

图4.18　顶部区域的脱发： I 型变异。脱发起自发旋区（标记为黑点），并向前方的顶点扩展。有时会伴随着紧邻发旋区的半月形小区域毛发稀薄或脱发

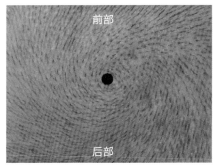 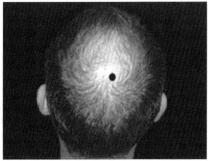 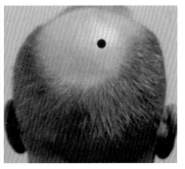

图4.19　顶部区域的脱发：Ⅱ型变异。脱发起自发旋区（标记为黑点），向后面的广阔区域扩展至枕顶区，也向前方的顶点扩展

　　顶部区域指的是起自顶点（颅骨的最高点，平行于面横平面）的前额区域后面的区域，包括发旋区。发旋区是头发围绕1点形成螺旋形或S形的区域。发旋区通常单个出现，很少成对出现[4]。

　　发旋区的毛发变稀薄或出现脱发是第Ⅱ类的特征。可以有两种变异类型，分别为 I 型变异和Ⅱ型变异（图4.18、图4.19）。

9. 确定第Ⅱ类的供区

　　（1）NW Ⅲ级顶部型：根据NW脱发分级法，60～69岁男性患者中7%为该类型。颞顶区的外侧毛发边缘未出现脱发，因此可以按照第 I 类的方法进行计算。发旋区脱发的严重程度不

一（图 4.20 ）。

（2）NW Ⅳ级：根据 NW 脱发分级法，60 ~ 69 岁男性患者中 12% 为该类型。颞顶区外侧毛发边缘保持稳定。与Ⅲ级顶部型相比，额部区域的脱发程度更严重。但是在脱发的顶部区域和额部区域之间尚存相对密集的毛发连接区（图 4.21、图 4.22）。

（3）NW Ⅴ级：根据 NW 脱发分级法，60 ~ 69 岁男性患者中 12% 为该类型（图 4.23）。

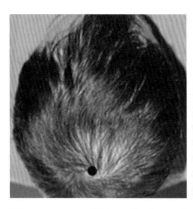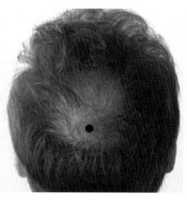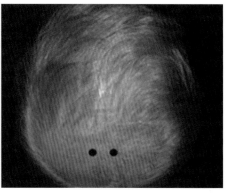

图 4.20 NW Ⅲ级顶部型。3 位患者发旋区（标记为黑点）脱发的严重程度不同

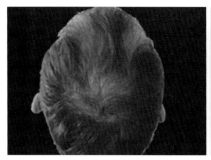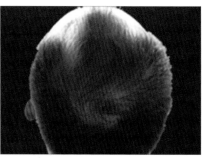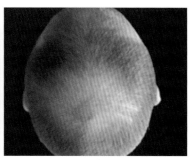

图 4.21 NW Ⅳ级。3 位患者顶部区域脱发的严重程度不同。额部区域与顶点之间的毛发连接区域尚完整，其内毛发密度相对较高

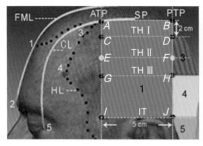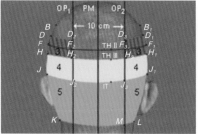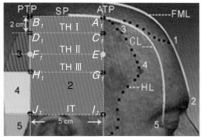

图 4.22 确定和计算第Ⅱ类患者（NW Ⅲ级顶部型和Ⅳ级）的供区面积。可以使用其他的参考线来确定第Ⅱ类枕顶区的供区。后正中线（Posteromedian Line，PM）为前正中线的延伸，是眉心点与枕骨隆突点（枕外隆突上突出的点）连接成的垂直线。枕顶线 OP$_1$ 和 OP$_2$ 平行于后正中线，与后正中线相距 5cm。计算供区面积：区域 1 ~ 3 和 4 为矩形：F1=$AB \times BJ$。F2 =$A_1B_1 \times B_1J_1$。F3=$DD_2 \times DH + D_1D_3 \times D_1H_1 = 2 \times (DD_2 \times DH)$。F4=$HH_1 \times HJ$。区域 5 为梯形：F5=$^1/_2 (JJ_1 + KL) \times J_3M$

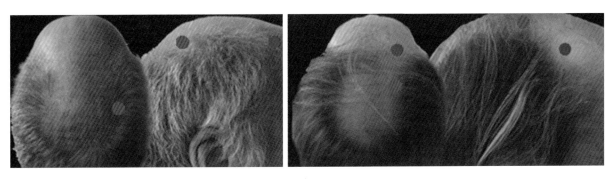

图 4.23 两位 NW Ⅴ级脱发患者（俯视观和侧视观）

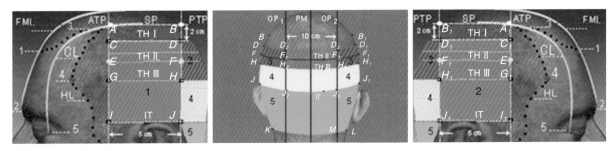

图 4.24 确定和计算第 Ⅱ 类患者（NW Ⅴ级）的供区面积。顶部区域和发旋区可见孤立的毛发。额颞区脱发加重，且颞顶区上缘的毛发更加稀薄。整个供区的毛发密度保持良好。计算供区面积：区域 1 ~ 3 和 4 为矩形：$F1=CD \times DJ$。$F2=C_1D_1 \times D_1J_1$。$F3=DD_2 \times DH + D_1D_3 \times D1H1 = 2 \times (DD_2 \times DH)$。$F4=HH_1 \times HJ$。区域 5 为梯形：$F5 = \frac{1}{2}(JJ_1 + KL) \times J_3M$。该患者未来预计为 NW Ⅴ级，供区面积将共计为 $202cm^2$

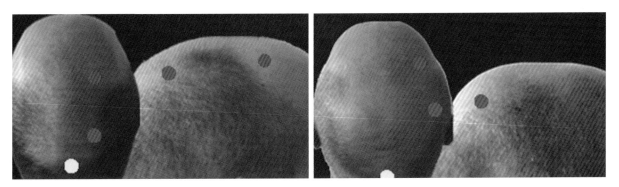

图 4.25 两位 NW Ⅵ级脱发患者（俯视观和侧视观）

其额颞部脱发更为明显（图 4.24 中以红色标记）。先前浓密的颞顶区上缘部分出现向下弥散性毛发变稀薄（图 4.24 中以蓝色标记）。毛发移行区基本消失。

（4）**NW Ⅵ级**：根据 NW 分级法，60 ~ 69 岁男性患者中 13% 为该类型。

有时很难区分 NW Ⅴ级和 NW Ⅵ级，均伴随颞顶区外侧毛发边缘后退的额颞部脱发的加重（图 4.25 中以蓝色标记）。整个供区明显的进行性毛发变稀薄是 NW Ⅵ级脱发的显著特征（图 4.26）。

（5）**NW Ⅶ级**：根据 NW 脱发分级法，60 ~ 69 岁男性患者中 10% 为该类型。

NW Ⅶ级脱发为毛发移植术的禁忌证，因为供区面积显著减少。额颞部和颞顶区脱发不断加重，并占据了其大部分区域。供区毛发微型化和变稀薄程度比 NW Ⅵ级更加严重。随着脱发的进行，颞顶区向耳廓的前上缘后退。

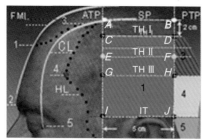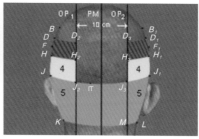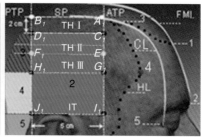

图4.26　确定和计算第Ⅰ类患者（NW Ⅵ级）的供区面积。整个供区毛发微型化和变稀薄的程度加重。计算供区面积：区域 1 ~ 3 和 4 为矩形：F1=$CD \times DJ$。F2=$C_1D_1 \times DJ_1$。F3=$DD_2 \times DH + D_1D_3 \times D_1H_1 = 2 \times (DD_2 \times DH)$。F4=$HH_2 \times HJ + H_1J_1 \times J_1J_3 = 2 \times (HH_2 \times HJ)$。区域 5 为梯形：F5=$\frac{1}{2}(JJ_1 + KL) \times J_3M$

（三）确定供区的 FU 数或毛发数

在计算了供区面积后，需要估算现有的 FU 数或毛发数。虽然确定安全供区中 FU 或毛发的精确数量实际上是不可能的，但应该尽可能精确地进行估算，因为该数据对于确定是否适合进行一次或未来多次的毛发移植术十分重要（图 4.27、图 4.28）。

可以通过各区域面积与该区域测得的单位面积 FU 数或毛发数相乘来确定供区的 FU 数或毛发数。

例如，在 NW Ⅳ级患者中，总供区面积为 245cm²，包含约 9000 个 FU 或 16 200 个供区毛囊。在几个疗程中进行了组织损伤小、均匀分布的提取，一半的 FU 或供体毛囊（分别为 4500 个和 8100 个）可用于移植到脱发区域中，用以覆盖 185cm² 的区域，而不必担心供区有任何肉眼可见的毛发变稀薄。

（四）计算所需移植物的数量

毛发密度为每平方厘米的毛发数。它不仅具有种族差异性，还具有个体差异性。顶区和枕顶区通常毛发密度较高，而颞顶区和后发际线附近的枕区毛发密度较低（图 4.29）。

因此，在文献中可以看到关于人的毛发密度差异较大。毛发密度为 124 ~ 340 个 /cm²。数值的差异除了与种族差异性有关外，还与测量点、测量方法和测量精度等有关。甚至通过使用放大镜的较新的计算机辅助测量方法获得的数据也可能不是绝对精确的，因为所获得的数据是来自对部分样本毛发密度的推算。

鉴于目前对毛囊单位解剖结构的了解及对毛发移植术中微创获取和植入移植物重要意义的理解，推荐应用毛囊密度（FD）这一概念。

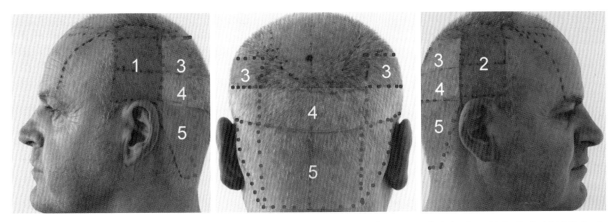

图 4.27　计算一位 48 岁男性 NW Ⅳ 级患者的供区面积。使用前文所述的坐标法，根据体表解剖学标准将供区分为 6 个区域并测量其面积：区域 1：左颞顶区；F1=35cm²。区域 2：右颞顶区；F2=35cm²。区域 3：考虑到顶部区域特点，将顶区划分为两个独立区域；2×F3=30cm²。区域 4：枕顶区；F4=70cm²。区域 5：枕区；F5=75cm²。供区总面积：F1+F2+2（F3）+F4+F5=245cm²

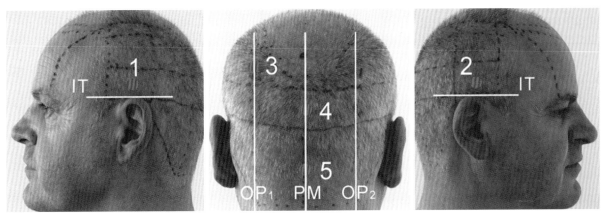

图 4.28　使用毛发镜确定 FU 数或毛发数的测量点。测量点的位置：测量点 1 和测量点 2 位于耳廓上缘（下颞线）上方 2cm，各颞顶区中心处。测量点 3 位于后正中线上的顶区中心处。测量点 4 位于后正中线上的枕顶区中心处。测量点 5 位于后正中线上的枕区中心处

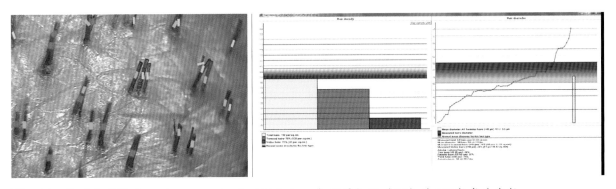

图 4.29　使用毛发镜（TrichoSciencePro by Trichologic）测量枕区（F5）的 FU 数或毛发数

毛囊密度为每平方厘米的毛囊单位数。毛囊密度也具有种族差异性和个体差异性。毛囊密度为 60 ~ 100 个 FU/cm² 或 0.6 ~ 1 个 FU/cm²。在 100 个 FU/cm² 的毛囊密度下，每个毛囊需要约 1mm² 的面积，而在 60 个 FU/cm² 的毛囊密度下，每个毛囊所需面积为 1.7mm²。

通过毛发密度（HD）除以毛囊密度（FD）可以得出每毛囊单位平均毛发数。该数据指每个毛囊单位含有的平均毛发数量，可以用"每毛囊单位毛发数"（HFU）来表示该数据。HFU 通常为 1.6 ~ 2.8 根。

为了对受区每平方厘米所需移植的 FU 数进行准确定量说明，可以采用"移植毛囊密度"（TFD）来代替毛囊密度，以"移植毛发密度"（THD）来代替毛发密度（HD）。

在 NW Ⅳ 级脱发患者的实例中，供区面积为 245cm²，有 8100 个供区毛发或 4500 个 FU 可供用于覆盖未来面积将为 180cm² 的脱发区域。基于这些数据，可以以 25 个 FU/cm² 或 33.1 根毛发 /cm² 的移植密度治疗整个脱发区域。

通常情况下，移植密度为 20 ~ 25 个 FU/cm² 能获得良好的视觉密度。50% 的男性 AGA 患者会出现 NW Ⅳ 级或更高级的脱发。移植时，毛囊单位密度不应超过 25 个 FU/cm²，具体数量取决于其 NW 脱发分级。

（五）确定毛干直径

毛干直径或毛发粗细极大地影响毛发密度的视觉效果和毛发移植术的治疗效果。毛发结构近似于圆柱形，其体积可以用公式 $V = \pi r^2 h$（其中 r = 毛干半径，h = 毛发长度）来计算。如果毛发长度扩大 2 倍，则体积扩大 2 倍；如果毛发长度扩大 3 倍，体积也会扩大 3 倍。但是如果毛干直径扩大 2 倍，那么体积将扩大 4 倍。

有 3 种类型的毛发需要加以区分：

（1）毳毛，是无髓质无黑色素的细软毛发，形成体毛，直至青春期。随着青春期的开始，这些细的毳毛变成粗的终毛。

（2）中间毛，直径介于毳毛和终毛之间，有黑色素。它们要么是在早期生长期尚未完全发育成终毛，要么最初是终毛而在雄激素性脱发中因毛发微型化而变成中间毛。

（3）终毛，有髓质，通常有黑色素。它们是头发、眉毛和睫毛中最粗的毛发。其中一些在出生时就已经发育完成（表 4.2）。

毛干直径可以通过两种方式确定：使用千分尺或通过计算机辅助测量工具，例如毛发镜（TrichoSciencePro by Trichologic）。

对于 NW Ⅳ 级及更高级的具有细的终毛的患者，应慎重考虑是否适合行毛发移植术。

表4.2　毛发类型及其毛干直径

	毳毛	中间毛	终毛
毛干直径（μm）	< 30μm	30 ~ 60μm	60 ~ 140μm 细的终毛：60 ~ 65μm 中等粗细的终毛：65 ~ 80μm 粗的终毛：80μm

七、手术的保障

为了确保治疗无并发症发生，并且获得最佳的治疗效果，不仅需要制订上述的术前计划，还必须有适宜的高效的外科手术环境，具体包括以下内容。

1. 手术室及配置

进行微创毛发移植术不需要专门的手术室，配备基础设施的诊疗室或诊所中的独立治疗室即可满足需要。

由于手术范围的大小不同，手术时长从数小时到持续数天、数个疗程不等，因此需要有舒适的手术床。可以使用高质量的整形手术床，应配备液压装置，可调节高度和体位，并具有头部透气洞。

需要另一个配备消毒装置的单独房间来准备和消毒手术器械。

2. 手术器械

提取工具：

（1）无菌提取针（空心针）：提取针的选择非常重要，以尽量避免瘢痕形成。针的外径不能超过1.05mm，空心针内径为0.95mm，壁厚为0.05mm。对于头发特别粗壮的患者，可以考虑使用内径为1mm、外径为1.1mm的提取针，但是患者必须有因此留下更大瘢痕的心理准备。应该非常详细地与患者讨论该问题，并与患者达成一致。

（2）放置提取针的无菌支架。

（3）无菌提取镊。

分离器械：无菌刀片。

植入器械：无菌移植镊。

其他工具：

（1）无菌单。

（2）冰袋。

（3）具有至少3倍放大倍率的双目放大镜。

（4）无菌手套。

（5）用于向术区喷洒生理盐水的喷雾瓶（以提高术区清晰度）。

（6）洞巾。

（7）器械台。

（8）手术剪（尖头弯剪）。

3. 手术团队

毛发移植术者均高度强调其团队合作的重要性。良好的团队合作是无可非议的，但是必须强调，应该由外科医师亲自执行直接涉及患者毛发的所有手术步骤，除了获得患者的知情同意和进行麻醉管理外，还包括提取和植入移植物的整个过程。

获得患者的知情同意、进行麻醉以及对患者毛发进行的所有外科操作都是医师个人服务义务的内容。因此，它们必须只能由医师完成，且在任何情况下都不得委派给非医疗人员。

在正常情况下，外科手术团队应该由经验丰富的外科医师和1～2名外科医助或护士组成。

1）外科医师（医师）

为了获得良好的治疗效果，外科医师需要具有全面的专业知识和丰富的实践经验。外科医师的经验非常重要，其原因很简单，每位患者都有个人生理需求和心理需求，自然也会对治疗的反应不一。因为从移植到呈现出最终治疗效果的整个过程时间较长，所以需要外科医师通过多年的临床实践获得有用的经验。

另外，脱发和现代毛发移植所涉及的医学领域较为广泛，因此毛发移植外科医师应不断专注于该领域的进展。其本人也会从专门从事毛发移植实践经验中得到认可。与专门从事毛发移植的医师相比，兼做其他外科手术的医师往往不能获得更为丰富的毛发移植经验。

2）外科医助或护士

以下任务属于其职责范围：

（1）术前准备、术后准备和回收处理器械，包括进行消毒和准备器械托盘。

（2）术中传递器械。

（3）确保装有生理盐水的培养皿冷藏存放（最佳温度为4℃）。

（4）按含有的毛发数量对毛囊单位进行分类。

（5）记录不同类型毛囊单位的数量（含1根毛发的FU的数量，含2根毛发的FU的数量等）。

八、与患者相关的准备工作

（一）获得患者的知情同意

AGA 是一种遗传性进行性疾病。因此，医师应该尽早（例如在初次咨询时）向患者宣教 AGA 的病理学知识和可选择的保守治疗、药物治疗和手术治疗方案。

与传统技术相比，微创毛发移植术给患者带来的风险较小。因此，经治医师可以在治疗当天获取患者的知情同意。而在采用传统方法治疗时，获得知情同意和进行治疗之间的时间间隔不能如此短暂。其原因是患者面临较大的发生并发症的风险，因此在获得患者同意之前必须给患者更多的时间思考。

同时，为减少手术风险还需要注意以下几点：外科医师应该亲自施行手术而不能将操作交给非医疗人员进行，以及避免使用机动提取器械和提取机器人等。此外，每次移植的数量避免超过 2500 个 FU（"大数量毛发移植"），否则会增加组织的损伤，这与微创 FUE 法所特有的组织损伤小的特点不一致。

由于大面积脱发无法通过一次手术而获得令人满意的治疗效果，甚至单次移植根本无法完全覆盖脱发区域，因此应该详细地与患者讨论和确定手术目标。

应该全面地告知患者预期成功率，即移植物的存活率。术前过于乐观的承诺，例如"再次获得整头的乌发"或"术后移植物存活率一直很高，达到 90% 以上"，很容易使患者在未达到所说的存活率时感到失望。患者会认为较低的存活率是一种并发症，往往会导致抱怨和纠纷。

此外，应告知患者术前修剪头发长度至 1mm 的原因和必要性。当修剪现有头发时，脱发的程度会更加显而易见，只有这样才能进行有效的治疗。

以下为需要重点交代的问题：

1. 创口愈合

用提取针从供区提取单个毛囊单位并在受区打孔会留下小创口及红斑。供区术后 7 ~ 9 天创口愈合，红斑完全消退，进行微创移植的受区愈合需要 10 ~ 14 天。

2. 瘢痕

微创毛发移植术通常不会产生永久性可见瘢痕。但是由于可能存在个体差异性，因此不能完全排除产生永久性可见瘢痕的可能。

供区的提取创口愈合后是否遗留明显瘢痕取决于两个重要因素：

（1）提取针的外径：外径大于 1.1mm 提取针的使用通常与小椭圆形瘢痕的形成有关。因此，有效且无明显瘢痕的 FUE 毛发移植术应该使用外径为 1 ～ 1.1mm、内径为 0.95 ～ 1mm 的提取针。

（2）使用专门的药膏对供区进行认真的术后护理。

3. 移植物的生长特征

约 90% 的移植毛发术后第 1 周开始临时纵向生长，且毛发在接下来的 3 周内脱落。第 1 次大幅生长出现在术后第 3 ～ 4 个月，先生长出细的无黑色素毛发，它们后来发育成富含黑色素的终毛。其余的毛发会逐渐生长。该过程通常持续到术后第 12 个月。

向患者进行关于移植物生长特征的宣教，是医师在获得患者知情同意时最重要的任务之一。这是因为移植毛发的突然脱落及其延迟、减缓的再生可能需要长达 1 年的时间，常导致许多患者感到绝望和恐慌。

4. 感染风险

FUE 法感染的风险几乎为 0%。

5. 术后疼痛

通常在术后前 3 天不应出现疼痛。但可能发生轻微的皮肤紧张感。

从术后第 4 天开始，15% 的患者自诉夜间出现皮肤疼痛及瘙痒感，这可能与皮肤神经纤维的再生有关。

患者在与医师进行上述所有内容的个人咨询及同意手术之后，穿上舒适的衣服。理想情况下，领口应有纽扣或拉链，以便更换衣服时不必与头部发生摩擦，否则患者更换衣服时会有摩擦掉移植物的风险。

（二）影像资料的建档

术前照片记录了治疗前头发的原始状态。毛发移植术前，应在毛发较长时及在剃毛发即刻毛发较短时分别拍摄患者的术前照片。

术后也应立即拍摄照片以记录治疗效果。

为了确保与术前照片精确的可比性，照片应在标准化条件下拍摄（图 4.30）。

（三）剃除全部或部分的毛发

脱发的患者通常喜欢采用长发造型来遮盖脱发或变稀薄的部位。他们不喜欢剃发是可以理解的。但是只有当受区剃发后，脱发的程度才能明显呈现出来，才利于治疗。将所有头皮毛发剃至 1mm 的

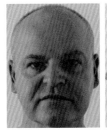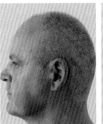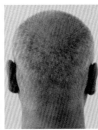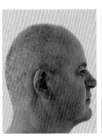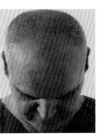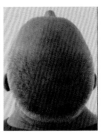

图4.30 6个标准视角的术前照片：正位图、左侧位图、后位图、右侧位图、前倾位图和俯视位图

长度是毛发移植术成功的必要条件。

剃发后可呈现出各毛囊单位之间的距离。还可呈现出过渡区（通常是脱发与毛发浓密区域之间的过渡区域）毛发变稀薄和毛囊微型化的准确程度。

1. 受区未剃发带来的风险

（1）可能会忽略了毛发变稀薄和微型化的区域。

（2）因为被头发覆盖，受区的打孔点位无法找到或寻找困难。

（3）因为受区打孔处被头发覆盖，植入变得困难。延长了体外保存时间，移植物脱水的风险增高。

（4）移植物可能黏附到相邻的毛发上，因此可能无意中拔出它们。

修剪供区毛发也是至关重要的，因为只有这样才能完整地提取FU。只有在供区毛发残茬绝对不阻碍视线时，医师才能确定毛发的生长方向，并确保完整地提取FU。

2. 供区全部剃发的优点

（1）可以完整地提取FU。

（2）可以在整个供区中均匀获取移植物。

（3）毛发密度较低的区域可以不进行额外的提取。

（4）术后护理更方便。

例外情况包括NW Ⅰ~Ⅲ级的患者，他们治疗的目标仅仅是将毛发移植到额颞部脱发区域而不进一步移植到周围毛发变稀薄的区域。在这种情况下，保留头顶部区域毛发，对其余区域剃发就足够了。但与额颞部脱发相邻的出现毛囊微型化和毛发变稀薄的区域应进行修剪，以便毛发移植术的进行。

九、手术操作

（一）皮肤消毒和浸润麻醉

术区（供区和受区）剃发后，进行消毒。最好将无色的消毒液喷洒在皮肤上，然后用无菌敷料擦拭，使皮肤完全浸润。当麻醉生效后，后续操作时治疗区域可以不用酒精而用非刺激性消毒液进行消毒。这样做的优点是，当将制剂喷洒在有炎症的皮肤上时，患者不会感受到烧灼感（图 4.31）。

局部浸润麻醉作用于皮下组织中的感觉神经并确保移植治疗过程无痛。常用的局部麻醉剂包括短效利多卡因和长效丁哌卡因，分别以安瓿和单剂小瓶装载。在麻醉剂溶液中加入肾上腺素会减少组织中局部麻醉剂的吸收，从而延长其作用时间，减少了所需的麻醉剂剂量及其毒性作用风险。

肾上腺素的血管收缩效应是一个决定性的优势，因为它减少了打孔处和创口处的出血，确保了术区视野的清晰。

一般推荐的肾上腺素稀释浓度为 1 : 100 000 或 1 : 200 000。为达此浓度，需要在 50mL 利多卡因溶液中分别加入 0.5mL 或 0.25mL 的 1 : 1000 肾上腺素（表 4.3）。

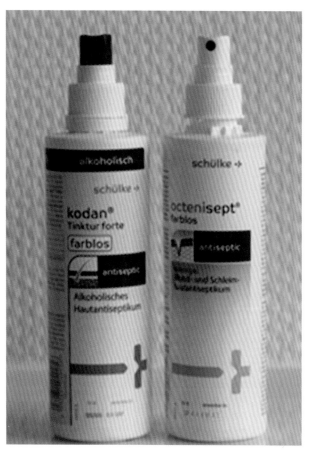

图 4.31 用不含酒精的无色消毒液和非刺激性消毒液对皮肤进行消毒

表 4.3 利多卡因和布比卡因的麻醉作用特点

麻醉剂	浓度或用量	开始作用时间 (min)	未加入肾上腺素时的作用持续时间 (min)	加入肾上腺素后的作用持续时间 (min)	未加入肾上腺素时的最大应用剂量 (mg)	加入肾上腺素后的最大应用剂量 (mg)
利多卡因	1% ~ 2%	3 ~ 4	30 ~ 60	120	300	500
丁哌卡因	0.25 ~ 0.50mL	5 ~ 10	120 ~ 240	500	175	225

局部浸润麻醉以扇形方式注入，并扩散进入供区的皮下组织。神经阻滞麻醉也可获得理想的麻醉效果。但缺乏肾上腺素的血管收缩作用将导致出血量增加，并极大地影响术区视野。

为了避免药物过量及可能导致的中毒，应该只麻醉将立即予以治疗的区域。整个治疗过程均应由医师执行或指导。

许多患者在头皮浸润麻醉时感到疼痛，尤其是在受区。这种疼痛不是来自注射本身，而是由注射的麻醉剂对邻近组织和神经细胞产生的压力所引起的。因此，使用表面麻醉剂（例如丙胺卡因乳膏）无法消除这种疼痛。

1. 供区麻醉

注射麻醉剂溶液会暂时地增加组织压力，但是这种效应通常不会持久，很快会恢复正常。这是由于各组织层之间空间较大，由此产生的皮肤移动性也较大。在极少数情况下，大量麻醉剂注射会导致皮肤和毛囊暂时性动脉供血不足。

提取移植物时注射麻醉剂压力过大可能引起组织损伤，并且可能会导致严重的并发症，即部分原生毛发发生永久性休克性脱发。与传统提取技术相比，FUE 法的休克性脱发风险明显降低，接近 0%。尽管如此，也不能排除与麻醉及提取过程相关的严重并发症发生的可能。

笔者的建议是：根据所需移植物的数量，可以采用含肾上腺素（1:100 000 或 1:200 000）的 1% 利多卡因 30 ~ 50mL（1mL 注射液含盐酸利多卡因 10mg）充分麻醉供区（图 4.32）。

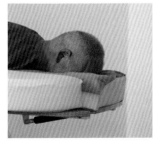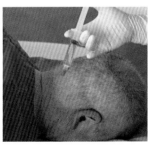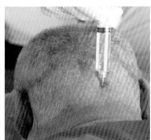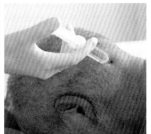

图 4.32 患者取俯卧位，以便于术者进行枕部供区浸润麻醉

2. 受区麻醉

受区的情况与供区不同。由于皮肤与颅骨穹隆部之间空间狭小，该处皮肤移动性较差。即使注射少量的麻醉剂也会导致间质压力增加。这会导致皮肤和毛囊的血流灌注减少，可能因压迫导致受区动脉供血不足，而且可能损伤微血管系统，造成血管通透性增高。进而可能导致血管中液体渗出，引起间质压力增高，造成脱发或应激性脱发的风险相应增加。

休克性脱发的另一个原因或促发因素是受区打孔造成的组织损伤（皮肤和神经血管结构损伤）。这可能会导致毛囊供血不足，间质压力升高而液体渗出和炎症介质释放增加。

此外，在炎症较重的区域，尚无血供的新植入移植物的氧气和营养供应较少，导致移植物存活率降低，存活的毛发数量减少。

为了避免休克性脱发和移植物存活率低等并发症，应避免在受区内使用大量局部麻醉剂进行浸润麻醉。

3. 局部肿胀浸润麻醉

局部肿胀浸润麻醉源于局部浸润麻醉，在毛发修复术中应用广泛。这种麻醉方式将极大量的麻醉剂与肾上腺素混合并由生理盐水溶液稀释后注射到皮肤中。虽然具有能够延长麻醉作用时间的优点，但其休克性脱发的发生率非常高。

与额部受区的经典局部浸润麻醉相比，局部肿胀浸润麻醉的其他缺点包括重力导致的麻醉剂浸润和淋巴引流受阻引起的额部、眼部和下面部的术后肿胀。该症状在术后第3天达到高峰，将严重影响患者的日常生活。

相比之下，进行经典局部浸润麻醉的患者中仅有约5%出现额部和中下面部轻度至中度肿胀，一般发生于头皮中脂肪含量少的运动员或瘦长体形的患者中。

笔者的建议是：推荐在受区进行小剂量环形封闭麻醉，这样注入受区中心的量会明显减少。麻醉时与受区边缘保持1cm的距离。根据所需移植物的数量，可以用含肾上腺素（1∶100 000或1∶200 000）的0.5%丁哌卡因20mL（1mL注射液含有盐酸丁哌卡因5mg）充分麻醉受区。

特别注意，考虑到皮肤和毛囊可能发生严重的并发症（尤其在受区），应该慎重考虑或最好避免使用局部肿胀浸润麻醉。

由于经典局部浸润麻醉比局部肿胀浸润麻醉的副作用小，应首选经典局部浸润麻醉。

使用利多卡因和丁哌卡因时应考虑以下事项：

（1）利多卡因和丁哌卡因是酰胺类局部麻醉剂，很少引起过敏反应。

（2）丁哌卡因的毒性约为利多卡因的4倍。

（3）中枢神经系统的副作用通常继发于意外的血管内注射。轻度中毒表现为口腔刺痛和麻木、呕吐、定向障碍、震颤及癫痫发作等。重度中毒表现为呼吸抑制、呼吸衰竭和昏迷等。

（4）轻度中毒的心血管系统副作用包括心动过速和高血压。重度中毒的症状包括室颤、心力衰竭和心脏停搏（图 4.33）。

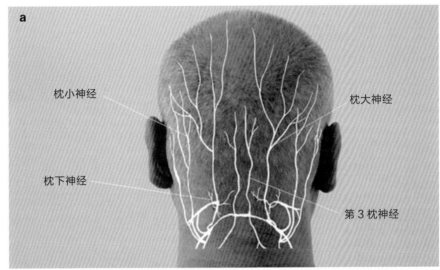

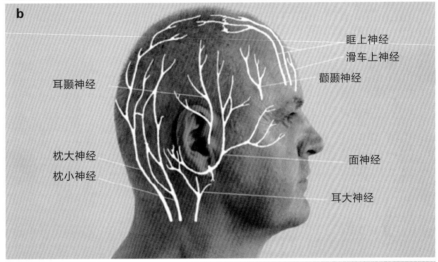

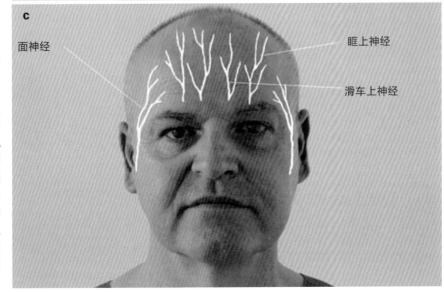

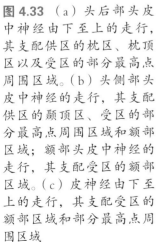

图 4.33 （a）头后部头皮中神经由下至上的走行，其支配供区的枕区、枕顶区以及受区的部分最高点周围区域。（b）头侧部头皮中神经的走行，其支配供区的颞顶区、受区的部分最高点周围区域和额部区域；额部头皮中神经的走行，其支配受区的额部区域。（c）皮神经由下至上的走行，其支配受区的额部区域和部分最高点周围区域

实践技巧：在注射过程中间质压力增高，因此需要相应更高的注射压力。压力增高会导致针头与注射器的突然分离。该状况经常发生于额部受区，而在供区的发生率较低，因为额部受区皮肤活动性差，皮肤与颅骨穹隆部之间空间狭小。为了避免该状况的发生，理想情况下应使用 24 ～ 26 号针头和螺口注射器。

（二）手术提取供区毛囊

1. 患者体位

为了便于提取供区内不同部位的毛囊，尤其是边缘的毛囊，患者应依次变换如下的体位：

（1）俯卧位，即患者趴在手术床上，面部置于手术床的头部透气洞。在这种体位下（图 4.34、图 4.35），术者在供区可以较容易地提取所需提取总量 25% 的毛囊。例如，当需要提取该患者 2000 个毛囊时，通过俯卧位可以提取 500 个毛囊（25%×2000）。

（2）右侧卧位（图 4.36）。

（3）左侧卧位（图 4.37）。

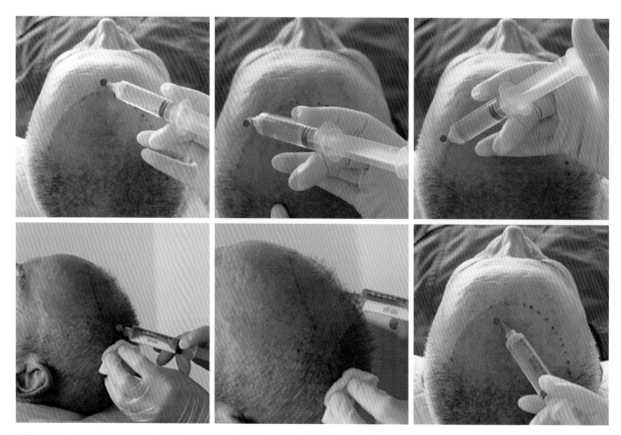

图 4.34 对受区皮下组织进行环形浸润麻醉，并由外向内依次减少注射量

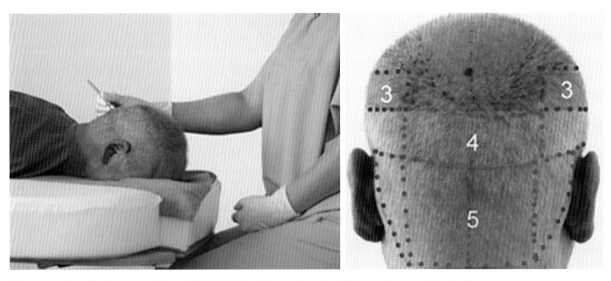

图 4.35　患者取俯卧位，便于术者提取枕顶区（3 区）和枕区（4 区和 5 区）毛囊

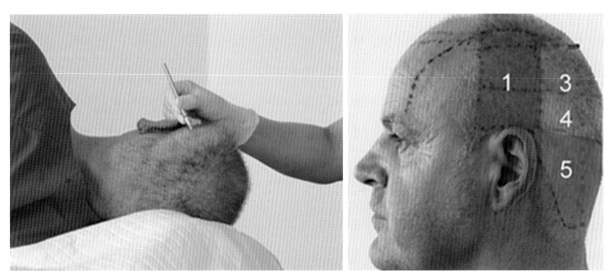

图 4.36　患者取右侧卧位，便于术者提取头部左侧枕顶区和枕区（4 区和 5 区）以及左颞顶区和顶部（1 区和 3 区）的毛囊

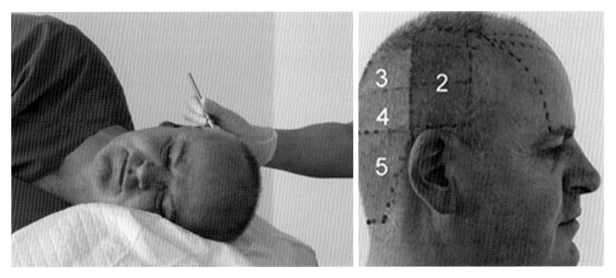

图 4.37　患者取左侧卧位，便于术者提取头部右侧枕顶区和枕区（4 区和 5 区）以及右颞顶区和顶部（2 区和 3 区）的毛囊

所需提取毛囊总量中剩余 75% 的毛囊可以通过患者在右 / 左侧卧位下提取。在每次变换姿势前，创口应覆盖无菌敷料。

2. 多步骤协调的间断型毛囊单位提取（IFUE）法

在经典的 FUE 法中，术者会一次性提取全部数量的毛囊。

笔者在临床实践中发现，如果将毛发移植手术过程分解为若干较短的提取和种植步骤，可以进一步优化手术流程。这种优化的 FUE 法称为间断型毛囊单位提取（IFUE）法，即在提取一部分毛囊后立即进行打孔和种植。也就是说，IFUE 法包含若干个短周期的毛囊提取、打孔和植入操作。

具体来说，笔者建议每个周期提取 150 ~ 200 个 FU（约 30min），随即在移植区做相应数量的微型小孔（5 ~ 10min），并将毛囊植入孔内（约 30min）。重复这些步骤的操作，直到完成既定的手术目标。

3. 手动式提取技术

由于不同毛发移植方法之间毛囊获取方法有着本质的差别，并且对术后效果的影响较大，因此笔者将在下面对其进行详细阐述。

以经典的手动提取技术为例，术者以持笔的方式持毛囊提取针，即用拇指、食指和中指将其固定（三点式）。术者调整针头的角度和方向，使其与毛干纵轴方向一致，将毛干套入针孔后刺入头皮（皮肤外毛干长度保留 1mm 左右）。对于含有多个毛干的 FU，应完整提取整个 FU（图 4.38）。

当针头向皮肤推进，针尖与皮肤表面接触时，术者应稳定针头，避免其移动。因为如果针头不够锋利时（通常是器械问题），在刺皮肤前，旋转的针头接触皮肤时会引起局部皮肤的形变和位移，进而造成目标毛囊近端部分和远端部分发生错位，最终导致毛囊离断率增加（图 4.39）。

毛囊提取阶段避免局部皮肤严重变形的方法：
（1）选用锋利的毛囊提取针。
（2）及时更换磨损严重的提取针。
（3）提取过程中保持专注力，逐渐加力使针头刺穿皮肤。

在提取过程中，术者指尖的感觉至关重要，需要做到"针随心动"。首先将针头调整至毛干的生理方向，毛干位于空心针内部，移动针头使其与头皮接触。随后逐渐加大针头施于皮肤的力量，精确地将针头刺入皮肤。这里需要注意的是，在缓慢进针的同时应以进针方向为轴，来回旋转提取针以克服皮肤阻力。进针深度一般为 3 ~ 8mm，以患者毛囊长度为准。移走提取针后，FU 周围可见一道环形冲压创口。笔者发现最佳的提取方式是：每次钻 20 ~ 25 个 FU 后再用镊子将它们统一拔出。在毛囊的拔取过程中应避免用力过度，如果感到阻力较大，则说明钻孔深度不足，需及时调整进针深度（图 4.40）。

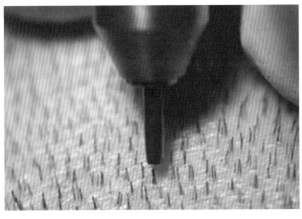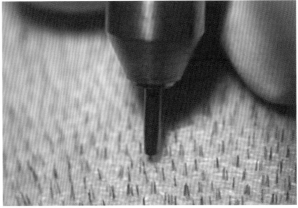

图 4.38　将提取针调整至与毛干纵轴一致的方向，然后刺入皮肤提取 FU

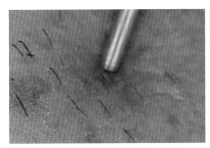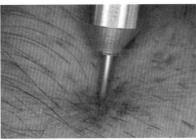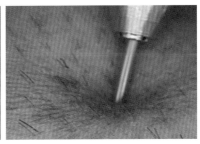

图 4.39　使用未精确打磨的提取针头会增大皮肤受到的应力，从而导致局部皮肤形变和位移

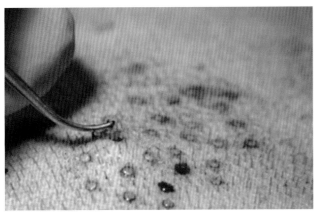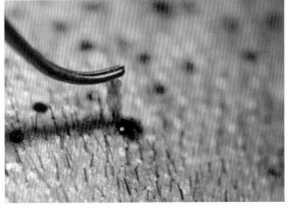

图 4.40　FU 拔取步骤：通过钻孔使 FU 与周围组织分离，使用拔毛镊夹持住 FU 移植物的上皮部分，用力上提将其拔出

　　将离体后的 FU 存放于含有冰冷生理盐水的培养皿中。每次提取结束后，先用无菌敷料暂时包扎供区创口，随后立即行毛囊的植入操作（图 4.41）。

　　对于首次接受毛发移植的患者来说，单次移植量不宜超过 2500 个 FU。因为过量提取存在着由创伤所诱发的急性脱发风险，并最终会导致供区不可逆的毛发稀疏。在此使用"最大提取量"的概念来定义在供区每平方厘米可提取 FU 数量的比例。一般情况下这一比例为 20% ~ 25%，也就是说从每 4 个或者 5 个毛囊中提取 1 个毛囊，这样可以有效避免发生医源性 FU 永久缺失的风险。一般情况下，每次手术提取和植入 1000 ～ 1500 个毛囊移植物。严格限制单次的毛囊移植量是为了保护患者以及追求良好的术后效果（图 4.42）。

4.IFUE 法中使用手动式提取技术的优势

首先，由于毛囊移植物的活性对离体时间十分敏感，而在 IFUE 法中可以尽量缩短毛囊移植物的离体时间，因此本方法有利于减少离体时间对毛囊移植物的损害，从而有利于移植物与组织的愈合，进而获得较高的术后存活率。

其次，这种方法不需要患者长时间保持一种体位，可以有效增加患者的舒适度和减少术后问题。

再次，在每次提取和植入结束后加入短暂的休息时间不但可以增加患者的满意度，同时也有助于术者保持工作时的专注力。

最后，在每个周期中一次提取 150 ～ 200 个 FU，这一量级便于术者将提取的毛囊移植物按照不同的长度和数量进行分类，进而有利于术者更加精准地调整植入孔的深度、直径、角度和数量。

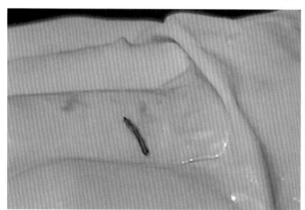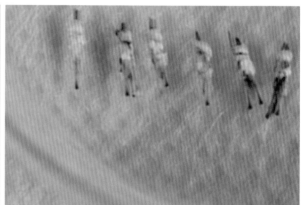

图 4.41 左图：手套上展示的为含有 2 根毛发的 FU。右图：将提取的毛囊移植物存放于生理盐水中

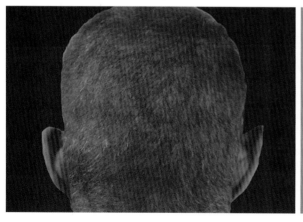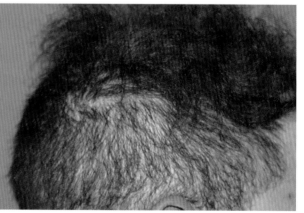

图 4.42 两位患者均在单次手术中被提取了超过 2500 个 FU，术后发生不可逆的创伤性供区毛发稀疏和头发边缘毛发密度降低。两个病例中均无可见的供区瘢痕，这说明由创伤引起的毛发稀疏并非源于使用直径过大的提取针头，而是由最大提取量过高，提取了过量 FU 所引起。除了单次提取超过 2500 个 FU 会造成周围 FU 数量不可逆的减少外，额外的创伤同样也会导致不可逆的脱发，这一情况多见于使用直径过大的提取针（通常外径大于 1.1mm）时

5. 手动式与机动式提取技术的比较

由于供区毛囊的提取过程十分辛苦与耗时。因此，在过去数年间，技术人员一直在不断尝试如何加速毛囊提取过程。将毛囊提取仪器机械自动化是一个明显的趋势。机械自动化钻孔方法是使用微型马达驱动空心针旋转，使针头更易刺入皮肤。在使用机械自动化毛囊提取仪提取毛囊时，握持手形与使用手动式毛囊提取器械不同，通常使用四点式或握拳式。

与手动式毛囊提取方式的不同之处在于，机动式毛囊提取仪器上所使用的提取针的针头是以高速旋转的方式进入皮肤的，但是这种变化在临床上未能展现出明显的优势。相反，旋转入针的方式更有可能造成意想不到的副作用。例如，FU 在部分堵塞的钻孔操作中发生自身旋转绞伤。另外，钻孔过程还会对皮肤造成热损伤和增加出血量，进而影响术者的视野。

而在上文中所提到的经典手动式提取技术中，术者以类似持笔的姿势用大拇指、食指和中指（三点式）握持手动钻孔器械，并轻轻向皮肤方向移动，直至针头触及皮肤表面。在此过程中，皮肤并未受到任何压力（图 4.43）。

与普遍认知不同的是，机动式毛囊提取设备并不能加快毛囊的提取速度。主要原因是在该术式中，耗时最多的操作是针头的定位以及与毛干轴向关系的校准。如果针头刺入角度不合适或不准确，则会产生大量部分或完全离断的 FU（图 4.44）。

毛囊的提取过程中不仅需要指尖的敏感度，还依赖非常精细的操作动作，而这种精细动作通常只有手指能满足其精度要求。然而，对于机动式的器械而言，其尺寸和重量都决定了术者只能用四点式或握拳式来操作。这种方式会弱化手指对器械的控制能力，主要靠手腕和手臂引导提取器械，而手腕和手臂的移动会引起提取针头较大的移位。因此，使用机动式器械会在一定程度上降低操作的精准度。

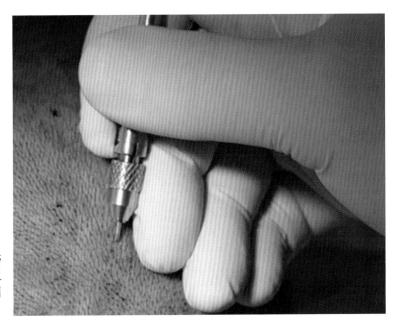

图 4.43 术者使用三点式握持手动钻孔器械，这种握持方式可以最大限度地保留指尖的感觉，使术者能够做到"针随心动"

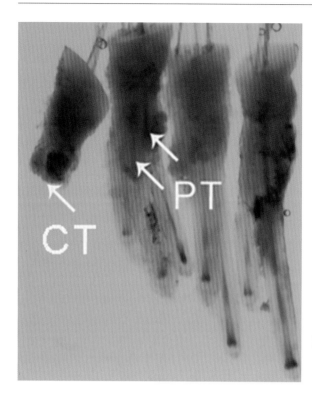

图4.44 提取针定位不准所造成的 FU 离断。CT：FU 在皮脂腺水平被完全离断（完全离断）。PT：1个含有4根毛发的 FU 中2个毛囊被离断（部分离断）

机动式提取器械不断强调的一个优点是该方式可以获得更高的提取速度并有效节省手术时间。然而，在同等精度要求下，两种提取方式的耗时并无差异。这是因为在毛囊提取过程中最耗时的步骤是实现针头与毛干长轴的精确轴向对准和以进针方向为轴来回旋转提取针的缓慢进针操作。但无论使用机动的器械还是手动的器械，推进入皮肤几毫米的时间差异是可以忽略不计的。

6. 手动式与机动式提取技术结果的比较

在限定的时间范围内，与手动式提取技术相比，在微型马达的帮助下，使用机动式提取设备可以提取更多的毛囊移植物。机动式设备的优势是单位时间内毛囊移植物的提取量更高。

但是在检查所获取的移植物质量时发现，使用手动器械更具有明显的优势。这种优势主要体现在毛囊的离断率和损伤率方面，机动式提取技术是手动式提取技术的数倍。两者的比较也可归结为单位时间内是提高数量还是保证质量的问题。

最终的分析表明，使用机动式设备提取毛囊移植物时，虽然在单位时间内能够获取更多的毛囊移植物，但其所节省的时间是以牺牲提取过程中的精确性（正确的对位、适当的压力、最佳的深度）和移植物质量为代价的。因此，其节省时间的观点并不真正成立。

许多机动式设备的用户也尝试解决其操作精度不足和毛囊离断率过高的问题。患者的供区在术后往往会出现不美观的瘢痕，尤其是出现融合性瘢痕和毛囊密度变稀的情况（图4.45～图4.47）。

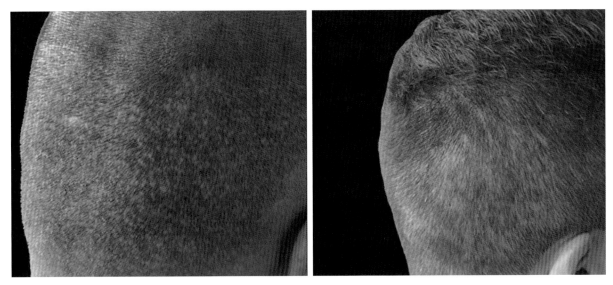

图 4.45　（两位患者）使用机动式器械提取过量 FU，引起供区出现部分不可逆的休克性脱发，进而导致供区毛发密度降低

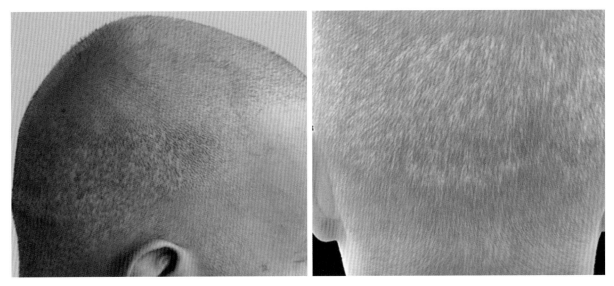

图 4.46　移植术后出现不可逆休克性脱发导致的供区毛发密度减小，其原因是：使用了针头尺寸过大的机动式器械。供区面积过小，但提取毛囊移植物数量过多（提取了 1/2 或 1/3 的 FU，最大提取量为33%），这种情况好发于后发际线以下几厘米的位置，通常是由于提取操作时患者处于坐位而不是俯卧位而造成的。患者取坐位时，枕下区域会被头枕遮盖，不能用作供区。这种体位的最大缺点是毛囊移植物不能均匀地来源于整个后枕部，而会局限在几个可用的小区域

机动化提取技术术后常见问题包括：

（1）毛囊提取精度较低，有较高的毛囊离断率。

（2）毛囊的过量或随意提取导致出现严重且不可逆的毛囊密度降低、休克性脱发或急性脱发。

（3）毛囊的随意提取会造成出血增加，影响术者视野，术后易发生融合性瘢痕。

（4）使用直径过大的提取针会造成较明显的瘢痕。

（5）出血量增加。

（6）机动式设备对供区造成的创伤意味着许多患者在早期就失去了其他的治疗选择，无法再行二期移植手术。

（7）供区毛囊的过度提取：使用机动式提取技术，通常会提取或破坏过量的 FU，致使供区处于"过度提取"和永久损伤的状态。

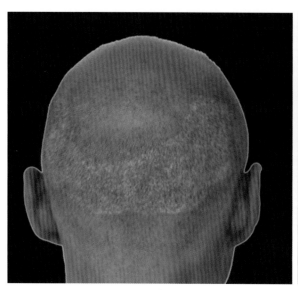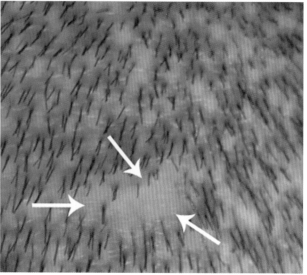

图 4.47 移植术后出现部分不可逆性应激性脱发导致的供区毛发密度减小。其原因是在小面积供区提取了约 2000 个 FU（提取了 1/2 的 FU，最大提取量为 50%），而且术中使用了配备大直径针头的机械自动化器械。术中出血影响了定位的精确性，导致术后出现了融合性瘢痕（见右图箭头处）

7. 机器人辅助毛发移植手术

除了上文提及的机动式毛囊提取设备，也有人尝试利用机器人进行毛发移植。

在机器人手术的初始阶段，涌现了多种系统，如 CASPAR 和 ROBODOC，它们可以在手术中自主地执行各个步骤。设备商对这些系统抱有很高的期望，因为使用机器人从事精密工作具有极强的广告吸引力。然而，随着严重的系统错误和对患者伤害的情况一再发生，医师们最初对这一技术的热情很快就消退了。

与这些系统相比，达芬奇系统不能自动执行操作中的各个步骤。它是一个由医师持续控制和引导的智能机器人系统，该系统需与医师丰富的经验相结合以发挥协同效应，才能成为精密的手术工具。

每一位经验丰富的 FUE 毛发移植医师都清楚，每个患者的皮肤和毛囊结构方面都具有个体差异性，没有两个患者是完全相同的。从事毛发移植的外科医师必须有适当的灵活性，并考虑到每个患者的具体情况。因此，医师们经常需要为患者设计个性化的手术方案，包括使用不同款式和尺寸的针头、保持适当的提取速度和施加适当的钻孔压力等。外科医师在手动进行操作时可以更加灵活和专注。因此，许多 FUE 毛发移植医师并不喜欢使用机器人之类的工具。

除了提取毛囊单位的完整率，另一个对 FUE 毛发移植医师操作技术的评价标准是使用尽可能小的针头提取毛囊以尽可能地保护供区。然而，目前唯一可用于毛发移植手术的机器人系统 ARTAS 系统，使用的是同轴双针来提取毛囊单位。在笔者看来，由于这个系统缺乏人类的感觉运动反馈，是一个死板的、不灵活的工具。目前官方尚没有给出机器人系统提取针的实际尺寸参数（内径和外径）。

此外，目前尚缺乏针对探讨 ARTAS 系统单个技术组件的误差、系统使用的算法以及提取过程中的实际毛囊离断率等的独立研究。而对于经验丰富的毛发移植医师来说，能够获得对这个系统的第一手操作资料是非常重要的。德国经销商未能给笔者提供实地观摩操作该系统进行手术演示的机会。因此，笔者无法亲身体会和评估机器人的实际操作精度、毛囊离断率及针头直径等参数。许多疑问无法得到解答。

在德国的相关应用结果表明，该系统是一个有趣的入门级工具，尤其适合希望开始从事 FUE 毛发移植但缺乏经验的医师。

笔者的结论是，ARTAS 系统对于经验丰富的 FUE 毛发移植医师而言没有明显的帮助。植发机器人也无法提取体毛及胡须的毛囊。此外，对于后部和侧面发缘处的毛囊，机器人能均匀提取的范围十分有限。

鉴于该系统目前有限的应用范围，笔者对该系统在未来能否满足各种技术要求表示高度怀疑。

8. 提取针头直径的选择

为了避免医源性供区毛囊密度降低的情况，除了选择适当的麻醉药物、剂量及加入肾上腺素外，其他需考虑的重要因素包括计划提取毛囊的数量和使用针头的直径。

目前在市场上可以买到 7 种型号的针头。不同制造商所生产出的提取针直径不一，其范围为 0.5 ~ 1.6mm。针头直径越大，对组织的损伤就越大。因此，理论上选择尺寸尽可能小的针头能有效减少组织损伤，降低并发症的发生率。

还需要注意的是，毛囊组织移植后能够成活的关键是其周围要有一定量的组织。因此，毛囊移植物周围的组织越少，也就意味着其术后存活率越低。

同时，存在一个相互矛盾的现象。一方面，毛囊移植物周围组织相对较多时存活率更高；另一方面，毛囊移植物越大，所需的 FUE 提取针直径就越大，也就意味着损伤更大，增加了术后供区毛发脱落和供区遗留瘢痕的风险。

由此引出了最佳针头直径的问题。最佳的 FUE 提取针的直径必须足够大，可以完整地提取出含有 4 根头发的毛囊；但也要尽量小，不能造成任何明显的创伤。非常细小的移植物比一般粗细的移植物具有更低的存活率。另一方面，使用外径大于 1.1mm 的针头会造成较严重的组织损伤和瘢痕产生。

笔者的经验表明，在大多数情况下，使用内径 0.95mm、外径 1.05mm 的 FUE 提取针最为理想。

使用这种提取针，通常可以实现良好的术后视觉密度和较高的移植物存活率，提取过程中产生瘢痕的概率也很低。对于头发直径非常大的患者，建议使用内径 1mm、外径 1.1mm 的 FUE 提取针。其缺点是术后产生瘢痕的可能性显著增加。而内径小于 0.95mm 的 FUE 提取针会导致毛囊的部分或完全离断，或其他形式的损伤。与供区原生毛发相比，采用内径小于 0.95mm 的 FUE 提取针毛囊移植成活后所产生的部分毛发直径明显减小，难以实现良好的术后视觉密度，也必然会导致较低的存活率（图 4.48 ~ 图 4.51）。

9. 移植物的体外保存

毛囊移植物在体外保存的时间应尽可能短，以保持存活状态及不脱水，进而实现较高的存活率。IFUE 法中，提取阶段和种植阶段的交替进行有利于保证这种最佳的短体外保存时间。在提取阶段，提取 150 ~ 200 个毛囊移植物，体外保存时间为 40 ~ 60min。毛囊移植物通常存放在盛有生理盐水溶液的无菌培养皿中。储存液外加冰袋，维持其温度不高于 4℃。

10. 供区术后的及时护理

如上文所述，在每个单独的提取阶段与种植阶段之间，供区毛囊拔出后所遗留的创口应采用无菌敷料和绷带临时包扎。手术完成后，取下临时绷带，并反复喷洒盐水溶液清洗头部手术区域。

所有点状出血最好通过局部压迫止血。如果压迫止血无效，可将加有肾上腺素的麻醉剂注射至创口深部。最后采用消毒剂对治疗区域进行消毒后，再用敷料和有弹性的胶带加压包扎。受区移植后使用生理盐水清洗，保持创口暴露，无须包扎（图 4.52）。

（三）受区打孔

1. 打孔的角度与深度

为达到最好的效果，打孔的角度和深度需要谨慎选择。在受区存在毳毛或终毛的情况下，术者可将其生长方向作为打孔方向的参考，而打孔的深度取决于毛囊移植物的长度（图 4.53）。

需要强调的是，在种植时含真皮乳头的毛球部应被植入皮下组织内。

将毛球部置于皮下组织内可使术后毛囊移植物快速与受区建立血运关系，进而保持较高的术后毛囊存活率。

需要注意的是，毛囊的平均长度约为 4mm。而在获取的移植物中，毛囊的长度通常为 6 ~ 8mm。此外，由于毛囊的生长阶段不同，毛囊长度也存在个体差异（图 4.54）。

头皮（包括皮下组织）厚度约为 5.8mm[5]。对于长度小于 4mm 的毛囊而言，如果以与皮肤夹角过小的角度种植时可能无法到达皮下组织，因此毛囊种植孔的角度应相应改变，增大种植孔与皮肤

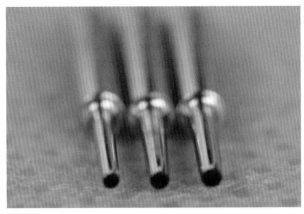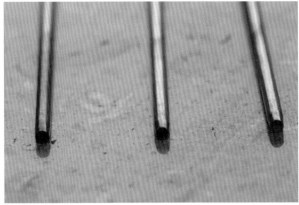

图 4.48 不同制造商提供的空心提取针的尺寸不一，其范围为 0.5 ~ 1.65mm

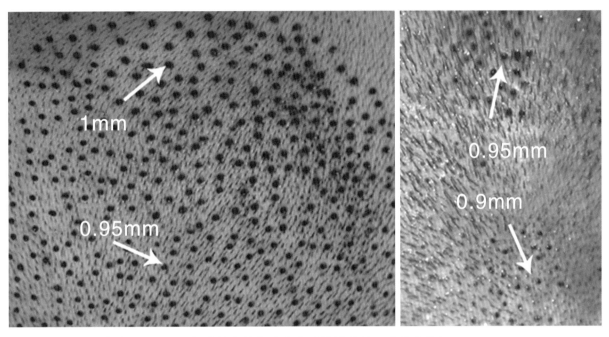

图 4.49 不同尺寸（0.9 ~ 1mm）的针头提取后产生的椭圆形创口（箭头处）

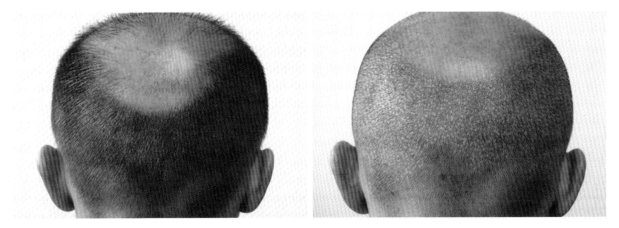

图 4.50 对一位 35 岁的患者（NW V 级），用 1mm 尺寸的提取针提取 3500 个毛囊移植物进行 FUE 毛发移植。左图：术后 12 个月的供区情况，头发长度为 5mm。右图：术后 12 个月的供区情况，剃发至 1mm 发长

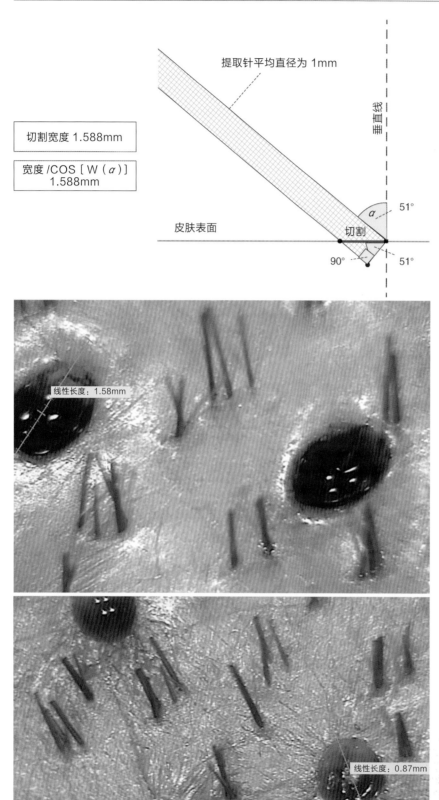

提取针平均直径为 1mm

切割宽度 1.588mm

宽度 /COS［W（α）］
1.588mm

垂直线

皮肤表面

切割

α

51°

90°

51°

线性长度：1.58mm

线性长度：0.87mm

图 4.51 上图、中图：提取针外径为 1.05mm、内径为 0.95mm，提取毛囊时与皮肤表面形成的角度为 39° 时，产生最大长度为 1.58mm 的椭圆形钻孔创口。下图：20h 后，创口收缩率达 50%。48h 后，创口完全闭合

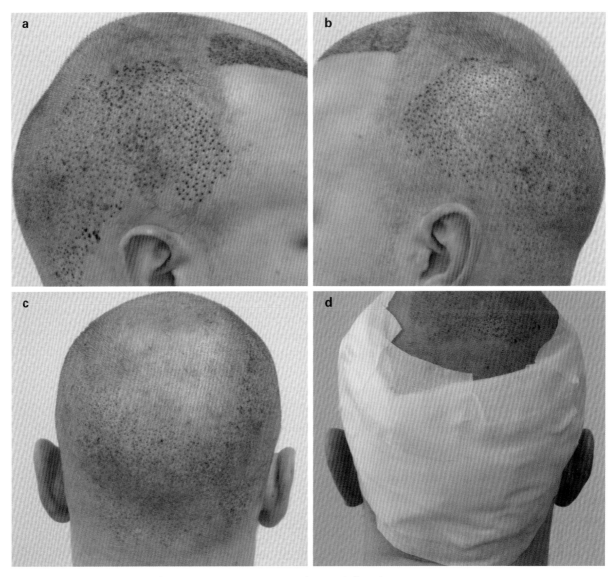

图 4.52 （a ~ d）治疗结束后，对供区的创口进行清洗、消毒和包扎

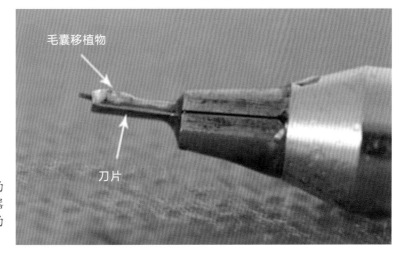

图 4.53 打孔的深度由刀片突出的长度决定，可通过调节刀片固定器调整刀片突出长度，以匹配毛囊的长度

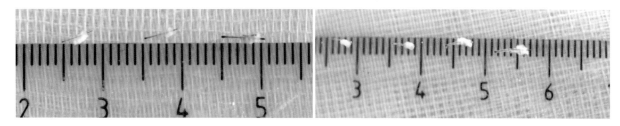

图 4.54 两位患者枕区毛囊长度的个体差异

间的夹角，这样即便对于较短的毛囊移植物也可将其毛球部植入皮下组织内。当毛囊长度大于 6mm 时，种植孔角度应相应减小。为了获得前发际线上生长方向一致、存活率较高的毛发，应注重植入长度均匀的毛发。

因此，最好不要一次性机械地完成全部的移植受区打孔，而应该在每个提取阶段后根据移植物适当调整移植受区打孔的角度和深度。在每个移植物提取阶段后，受区打孔的角度应与患者实际的毛囊长度相适应。

需要强调的是，术中这一重要步骤对术后效果有决定性作用。由于受区打孔和随后植入移植物的步骤是紧密相连的，因此这两个步骤最好由同一术者完成。

2. 打孔密度和移植毛囊密度

打孔密度是指每平方厘米的移植受区打孔数。而移植毛囊密度（TFD）是指每平方厘米移植的 FU 数。

毛发移植的目的通常是达到视觉上的自然毛发密度，或恢复脱发区最大毛发密度的同时不对供区造成永久性损伤。

有两个决定性因素影响植发的术前设计。第一，每次治疗不应提取超过 2500 个 FU，否则会增加发生供区医源性毛发稀疏的风险。第二，不能在过小区域内过多打孔，否则会导致区域内供血系统的损伤，从而导致皮肤组织缺血，影响移植物的血液及营养供应。

因此，打孔密度或 TFD 不得超过 25 个 FU/cm^2[6]。也就是，受区打孔间距至少为 1mm。

一般来说，在大多数 NW Ⅰ ～ Ⅲ 级脱发患者中，即使是单次治疗也能获得良好的视觉密度。但是如果这些患者的移植目标是恢复"自然毛发密度"，那么单次治疗则不能达到移植目标。如果有足够的供区毛发，每次手术应最多移植 25 个 FU/cm^2 的毛发，以逐渐增加毛发密度，最终使最大移植毛囊密度达到 60 个 FU/cm^2，这与正常人头发密度相近。除此之外，每次额外的移植手术都会造成大量的组织和血管破坏，并间接地导致毛囊移植物的损伤和存活率降低。

对于 NW Ⅳ 级或更高级的脱发患者，通常不能通过一次治疗使整个秃顶区域恢复"良好的视觉密度"。在这种情况下，治疗应至少分为两次手术。对于这种患者，合理的解决办案是在两次手术中分别处理前额部和头顶部。

同时需要注意，在这些患者中几乎不可能恢复"自然的头发密度"。因为这些患者通常会出现进行性脱发，即使经过多种治疗，也不会有足够的供区毛发使其恢复自然的头发密度。关于头发密度问题，这些患者必须能够正确地认识（图 4.55）。

每平方厘米最大打孔数由打孔器械的尺寸、打孔角度大小以及受区打孔间距、打孔排列方式决定。在使用相同的打孔器械时，仅改变打孔角度会改变受区植入孔的形状。90°的打孔角度会产生圆形的皮肤表面创口，减少打孔角度则会产生椭圆形的皮肤表面创口（图 4.56）。

毛囊移植物最佳直径为 0.95 ~ 1mm，每平方厘米最多可打 25 个植入孔，以保证足够的毛囊移植物间距。

要达到更高的移植密度，需要缩小打孔间距（间距小于 1mm）或者更小的移植物，以便能够植入更多的移植物。为此，需要更小的种植孔和更小的毛囊移植物。这将需要使用内径小于 0.95mm 的提取针或者精细地分离移植物。但是，这会损伤移植物和降低存活率。此外，头发生长会明显延迟，而且只会长出毛干直径较小的头发。

缩小打孔间距会破坏皮肤和内部的毛细血管，导致皮肤缺乏氧气和营养，进而导致毛囊移植物存活率降低，造成移植后毛囊移植物存活率低于 50%，出现毛发生长不均匀的现象。这意味着超过 50% 的毛囊移植物被浪费。同样的结果也可以通过减少打孔数，从而减少植入移植物的数量，并保持 2 倍受区打孔间距来实现。

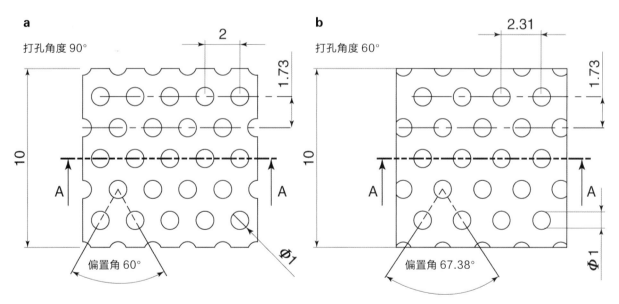

图 4.55　在受区打孔（如图中所示的圆形或椭圆形皮肤表面创口），以植入圆柱形的毛囊移植物。如图中所示，打孔角度为 90° 时，皮肤表面的创口为圆形（a）。减小打孔角度，皮表的创口则为椭圆形（b）。在这两个例子中，打孔均产生了直径为 1mm 的创口，打孔间距为 1mm，只改变了打孔角度。（a）皮肤表面创口直径为 1mm，打孔角度为 90°，每平方厘米可打 23 个植入孔。（b）将打孔角度从 90° 改为 60°，形成的椭圆形皮表创口长轴为 1.15mm。因此，每平方厘米可打 18 个植入孔

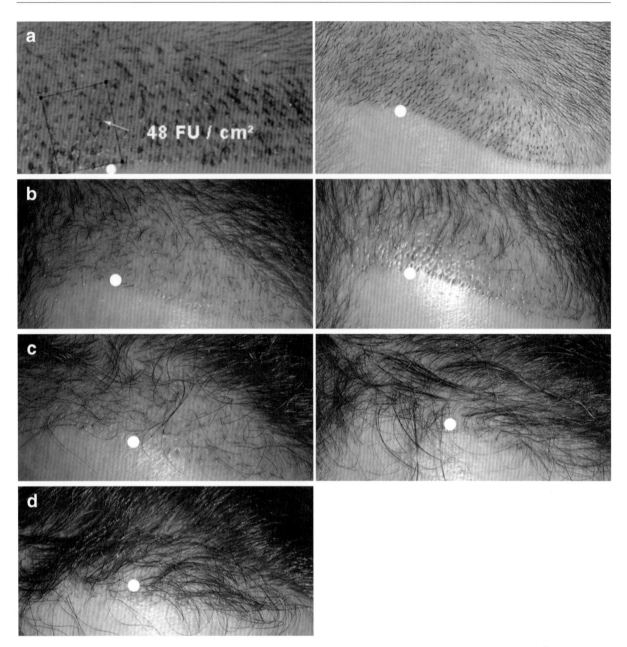

图 4.56 （a）一位 25 岁患者（NW Ⅲ级）额颞角过度浓密的毛发移植，TFD 为 48 个 FU/cm²。左图：右额颞角毛发移植术后即刻外观，TFD 为 48 个 FU/ cm²。右图：术后 1 个月外观。（b）左图：术后 2 个月外观，持续出现红斑和移植毛发脱落。右图：术后 3 个月外观，持续出现红斑及凹陷。（c）左图：术后 4 个月外观，毛发生长。右图：术后 6 个月外观，毛发生长增加。（d）术后 12 个月的毛发移植术后最终效果，由于打孔集中、间距过小、TFD 过高，出现头发生长不均匀的现象

　　图 4.56 中显示了一位 TFD 为 48 个 FU/cm² 的毛发移植患者的术后恢复过程。

　　总的来说，打孔密度越高，对组织和毛细血管的损伤就越大。在受损的皮肤组织中，缩小打孔间距（小于 1mm）并不能为毛囊移植物与周围组织的融合提供理想的条件。由于毛囊移植物的血运重建发生于术后 7 ~ 14 天，因此术后前几天发生的血浆吸收不足以保证毛囊移植物的供应。

3. 使用不同打孔器械进行打孔的技术

除了麻醉剂的选择、用量及加入肾上腺素外，微创的打孔过程（包括选择正确类型和尺寸的打孔器械）中，尽可能轻柔地进行供区提取操作，减少医源性损伤，是使移植物存活率最大化的关键因素。最常用的打孔器械是手术刀、针头和专门设计的精细打孔刀片。这些器械可以分为 3 种类型：

（1）会造成严重创伤的打孔器械：常用的是在皮肤上进行直线切割的传统手术刀，可导致明显的瘢痕和不可逆的皮肤凹陷。在某些情况下，组织损伤和炎症会导致瘢痕性脱发[7]（图 4.57 ~ 图 4.59）。由于手术刀的普遍性和方便性，目前仍然是使用相对较多的打孔器械。过去曾使用的打孔钻头（牙科钻头）引起组织创伤的程度严重，现在已经废弃。手术刀和钻头尺寸过大，会造成受区组织创伤和继发性炎症、瘢痕，继而引起应激性脱发或瘢痕性脱发等。

（2）会造成中度创伤的打孔器械：注射针头，产生镰刀状的切口。尤其是打孔密度高时，会导致皮肤红斑出现的增加和持续时间的延长，可持续数周。

（3）对组织具有保护作用的打孔器械：常用的是专门设计的打孔刀片，厚度为 0.1mm、宽度为 0.6 ~ 1.5mm。具有一定的保护组织作用，效果优于注射针头（图 4.60、图 4.61）。

4. 裂隙状切口技术

制作这种裂隙状切口需要使用一种专门设计的打孔刀片，其厚度为 0.1mm、宽度为 0.6 ~ 1.5mm。

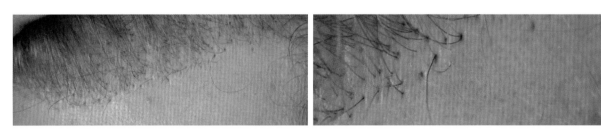

图 4.57　使用传统手术刀进行打孔，导致受区皮肤出现瘢痕和可见的皮肤凹陷

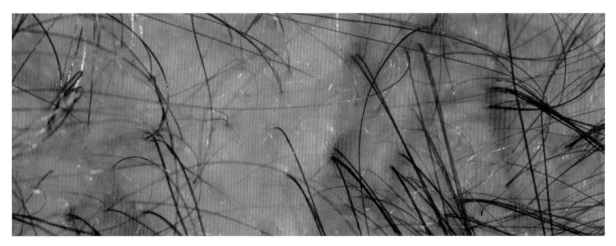

图 4.58　毛发移植后受区出现的瘢痕性脱发。使用创伤性较大的器械（如手术刀和牙科钻头）可能导致瘢痕性脱发

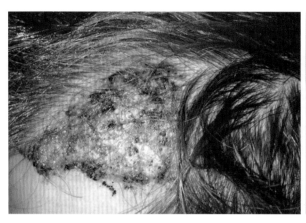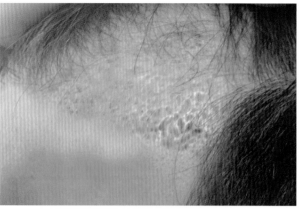

图 4.59 一位 26 岁男性患者采用头皮条切取法移植 1500 个毛囊移植物后出现的蜂窝织炎。左图：左额颞角处出现的重度蜂窝织炎。额颞角处的毛囊移植物操作是由非医疗人员使用不恰当的技术完成的。右图：术后 10 个月时经抗生素治疗后的创面修复情况，毛发移植失败，并导致移植部位出现大量瘢痕和毛发生长不全。这种情况导致未来再行毛发移植术非常困难，甚至无法再行毛发移植术

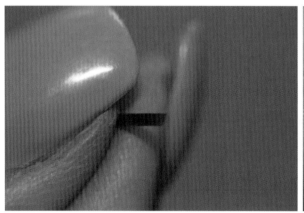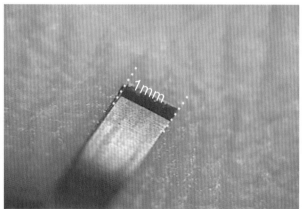

图 4.60 专门设计的打孔刀片，宽度为 1mm、厚度为 0.1mm

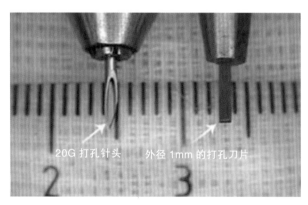

20G 打孔针头　　外径 1mm 的打孔刀片

图 4.61 外径 1mm 的打孔刀片与外径 0.9mm 的 20G 打孔针头的比较

　　微型刀片的宽度应当比毛囊移植物的直径大 0.05mm。因此，对于内径为 0.95mm 的提取针而言，刀片的最佳宽度应为 1mm。这条经验仅仅适用于植入含有 1 根或 2 根毛发的 FU。如果想更方便地植入含有 3 根或 4 根毛发的 FU，刀片的宽度应再增加 0.1mm。

裂隙状切口的方向可以采用矢状方向，也可以采用垂直方向。将含有多根毛发的毛囊单位放入垂直切口比放入矢状切口更为困难，并且容易导致毛囊移植物的损伤。因此，建议只在发际线的种植部位上选择垂直切口，其他受区则采用矢状切口。也有少数植发医师建议只使用垂直切口，但是厚度为 0.1mm 的刀片满足不了这种要求。

设计发际线植发区，头皮区剃发备皮，消毒，局部麻醉，提取毛囊移植物。患者取与水平成 30° 角的高仰卧体位。最好使用一个特制的颈垫来固定患者的头颈部以防止其晃动。做裂隙状切口时，医师站在患者头部的后方。

在做裂隙状切口过程中，用一块纱布遮盖住患者的眼睛，既可预防手术灯的强光伤害眼睛，也可防止麻药流入眼睛（图 4.62a ～ c）。

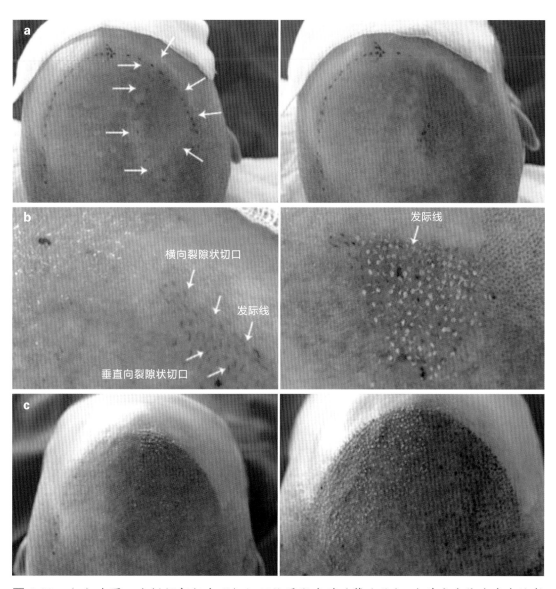

图 4.62 （a）左图：右侧额部行皮下组织环状浸润麻醉（箭头处），由外向内依次减少注射量。右图：前发际线和右额颞角处的裂隙状切口。（b）左图：发际线处横向裂隙状切口及邻近的头发边界处的垂直向裂隙状切口。右图：将毛囊移植物植入受区切口。（c）左图：手术第 1 天在前额的右半区种植 1100 个毛囊移植物。右图：手术第 2 天在前额的左半区种植 1050 个毛囊移植物

（四）毛囊移植物的植入

1. 设计前发际线及植入毛囊移植物时的注意事项

头发能够影响一个人容貌，尤其是前发际线对人容貌的影响更为重要。鉴于发际线的重要性，下面笔者再次简要地探讨这一问题。

如前所述，前发际线宽度约为 5mm，应当仅植入含有 1 根毛发的 FU。在前发际线后面的部分，即在含有 1 根毛发的 FU 植入区后方，采用含有 2 根、3 根及 4 根毛发的 FU 以不规则的几何排列方式进行植入。

对于处于脱发进展期行发际线处植发的患者，应当避免将发际线种植过密。因为随着时间的推移，现有的头发会逐渐微型化和变稀疏，这将导致后期呈现非常不自然和不美观的头发外观。

自然的前发际线具有以下几个特征：
（1）最大宽度为 5mm。
（2）仅由含有 1 根毛发的 FU 组成。
（3）两侧长度不超过双侧的外眦线。
（4）呈现出略微不对称的线条。
（5）波形和 / 或锯齿形排列。

2. 植入步骤

将毛囊移植物植入已制备的裂隙状切口中时，要注意保护毛囊移植物，避免用力过大。为了尽可能容易地植入毛囊移植物，可以请患者在术前 5 天即开始在受区涂抹脂肪醇软膏，以使皮肤更加柔软。这种预处理使皮肤变得柔软，可极大程度方便毛囊移植物的植入。

将毛囊移植物保存于凉的生理盐水中，用种植镊夹持毛球部远端（译者注：国内一般夹持表皮部分，与国外习惯不同），迅速插入受区的裂隙状切口中，植入过程中避免用力过大。在植入含有 1 根毛发的 FU 的前发际线后方，将含有 2 根、3 根及 4 根毛发的 FU 以不规则的几何排列方式植入在其后。在植入过程中，一定要小心操作以避免毛囊移植物受压损伤（图 4.63，图 4.64）。

植入毛囊移植物时，只有其表皮部分留在受区切口上方。这些暴露在皮肤表面的表皮部分，约半小时后会呈现出白色珍珠样外观，继而变成棕色痂皮，并在术后 10 ~ 13 天完全脱落。

植入毛囊移植物后，用生理盐水喷洒、清洗整个受区。由于裂隙状切口的收缩，植入的毛囊移植物可被充分固定于头皮内，因此植发区域不必使用绷带，同时也建议不要使用绷带。

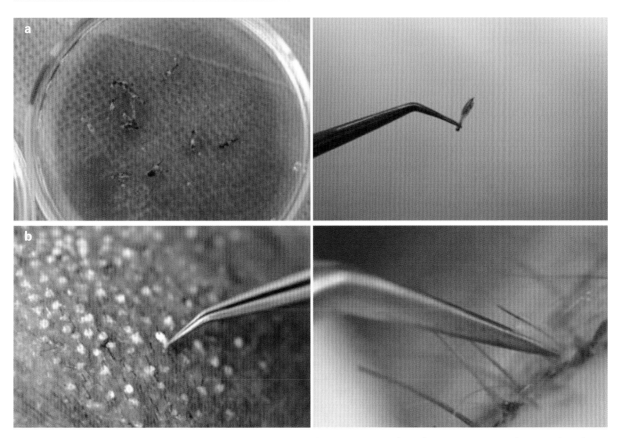

图 4.63 （a）左图：将毛囊移植物保存于生理盐水中。右图：夹持毛囊移植物的毛球部远端（译者注：国内一般夹持表皮部分，与国外习惯不同）进行植入。（b）将毛囊移植物植入受区切口

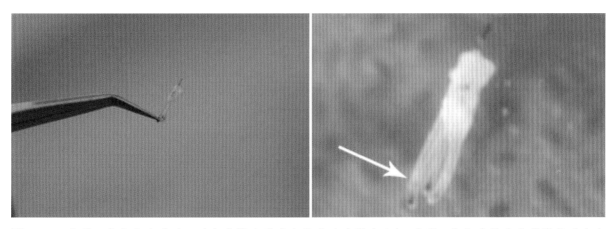

图 4.64 左图：在夹取毛囊时，避免夹持毛囊真皮乳头处（箭头处）。右图：轻轻夹持毛囊移植物的毛球部远端（译者注：国内一般夹持表皮部分，与国外习惯不同），否则容易挤压损伤毛囊

3. 顶部毛囊移植物植入

顶部毛囊移植物植入的重点在于形成自然的一个或多个发旋。如前文中所描述的那样，根据其顶部雄激素性脱发严重程度分为两种脱发变异类型。在Ⅰ型变异中，发旋以下的顶部区域毛发保持完好；在Ⅱ型变异中，包括发旋在内的顶部区域毛发存在部分或完全的脱发情况（图 4.65）。

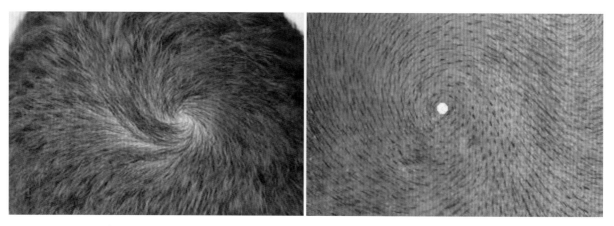

图 4.65 发旋的情况。左图：发旋保持完整。右图：该男性患者顶部发旋处头发变稀疏和微型化

（五）治疗效果

1.顶部区域的治疗效果

顶部区域的治疗效果见图 4.66 ~ 图 4.68。

2. NW Ⅰ ~ Ⅲ级脱发患者的治疗效果

在 NW Ⅰ ~ Ⅲ级脱发的患者中，一次植发通常即可达到非常好的视觉效果（图 4.69，图 4.70）。

3.NW Ⅳ级脱发患者的治疗效果

对于 NW Ⅳ级或更严重脱发患者而言，如果要达到较好的视觉效果，建议分两次手术，两次手术间隔至少 6 个月。

植发患者需经历 4 ~ 6 个月的再生阶段，以确保供区完全愈合。根据患者的需求，第 1 次手术既可以在前额区域植发，也可以在顶部区域植发（4.71）。

（六）毛发移植的辅助治疗

1. 术前治疗

为确保最佳的治疗效果，需要在问诊期间对患者进行教育，让他们了解术前治疗的重要性和术后护理的要点。

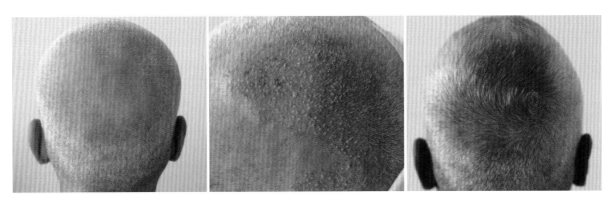

图 4.66　顶部区域种植了 800 个 FU。左图：术前外观。中图：术后即刻外观。右图：术后 12 个月治疗效果

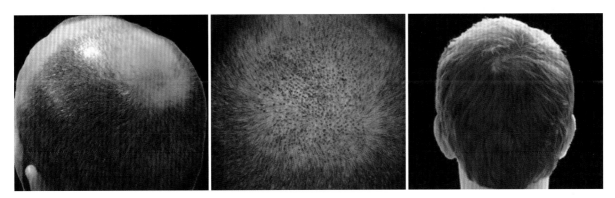

图 4.67　顶部区域种植 2000 个 FU。左图：术前外观。中图：术后即刻外观。右图：术后 12 个月治疗效果

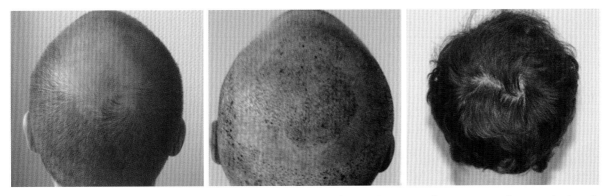

图 4.68　顶部区域种植了 2200 个 FU。左图：术前外观。中图：术后即刻外观。右图：术后 12 个月治疗效果

为此，应该为患者准备一份详细描述围术期注意事项的信息单，以便患者做好相应的准备。

治疗前，建议患者准备好以下物品：

（1）1 支脂肪醇软膏。

（2）1 支或 2 支防止瘢痕增生的凝胶。

（3）一大瓶雅漾（Avène）舒护喷雾，用于术后阶段维养。

（4）温和的婴儿洗发水。

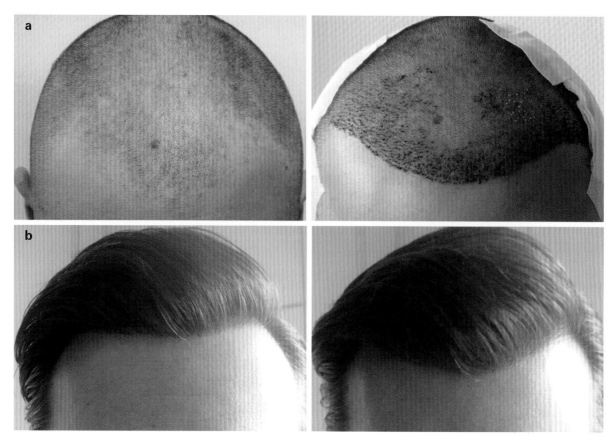

图 4.69 （a）一位 27 岁男性 NW Ⅲ 级 AGA 患者。以 TFD 为 20 ～ 25 个 FU/cm² 的密度进行毛发移植。左图：术前外观。右图：术后即刻外观，共移植了 1800 个 FU（320 个含有 3 根毛发的 FU，840 个含有 2 根毛发的 FU，640 个含有 1 根毛发的 FU）。（b）该患者术后 12 个月外观

2. 术后护理

微创毛发移植术后通常不需要医师进行术后检查或护理。如果没有明显的不适或并发症，患者可以自己进行护理。患者认真的配合至关重要，这会极大地影响治疗的效果。

术后通常不会有疼痛。手术当天开始进行抗感染治疗。建议从手术当天早晨开始服用布洛芬，每天 3 次，每次 600mg，一直服用到术后第 3 天。

部分患者的供区在术后第 4 天可能会出现夜间皮肤敏感的症状，如瘙痒、麻刺和疼痛等，服用 600mg 布洛芬可以缓解。出现这种情况时，应延长布洛芬的使用时间。

在患者离开手术室之前，应再次提醒，毛囊移植物初期非常敏感脆弱，应小心穿衣或脱衣，否则可能会将毛囊移植物拔出来（图 4.72）。

对于供区而言，术后第 1 天（术后 16 ～ 20h），患者应小心地浸湿供区的包扎绷带以便于去除绷带。然后用温和的婴儿洗发水冲洗供区，小心擦干后再用防瘢痕凝胶轻轻涂抹（图 4.73）。

患者应在供区早晨和晚上应用防瘢痕凝胶至少 1 周。此外，应每天中午或下午涂抹脂肪醇软膏。

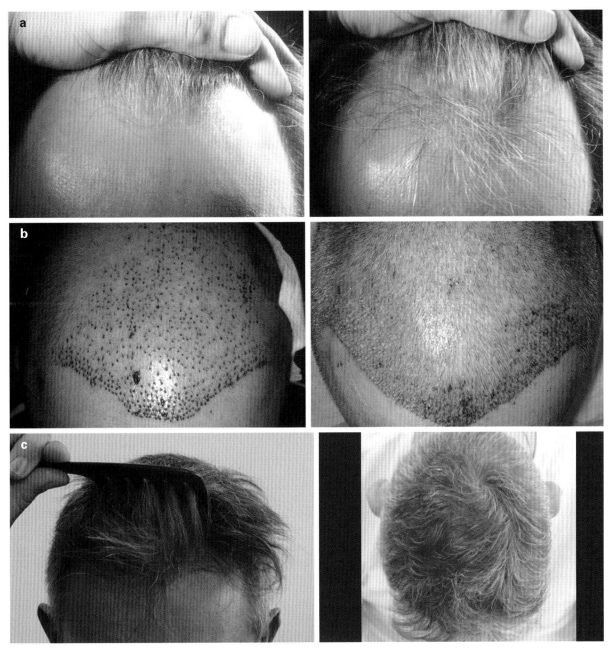

图 4.70（a）一位 45 岁 NW Ⅲ 级 AGA 患者术前外观。（b）治疗方案为进行两次植发手术，两次手术间隔期为 1 年。左图：第 1 次种植 1000 个 FU 后的即刻外观。右图：第 2 次种植 1500 个 FU 后的即刻外观。（c）第 2 次植发术后 12 个月外观

对于受区而言，不能使用药膏，包括创口护理用和治疗用药膏。

从手术后开始，每天均应使用舒护喷雾对受区进行仔细冲洗，每天冲洗 8 ~ 10 次，持续 6 天左右。在术后第 7 天，可以用婴儿洗发水清洗移植部位，同时以圆周运动的方式轻轻按压，然后冲洗。

术后受区的一些痂皮，通常在术后 10 ~ 13 天会完全脱落，此时甚至少量移植的头发也可能会脱落。这是正常的，没有必要紧张，因为脱落的是毛干，毛囊仍在皮肤中，此时毛囊已经成活（图4.74）。

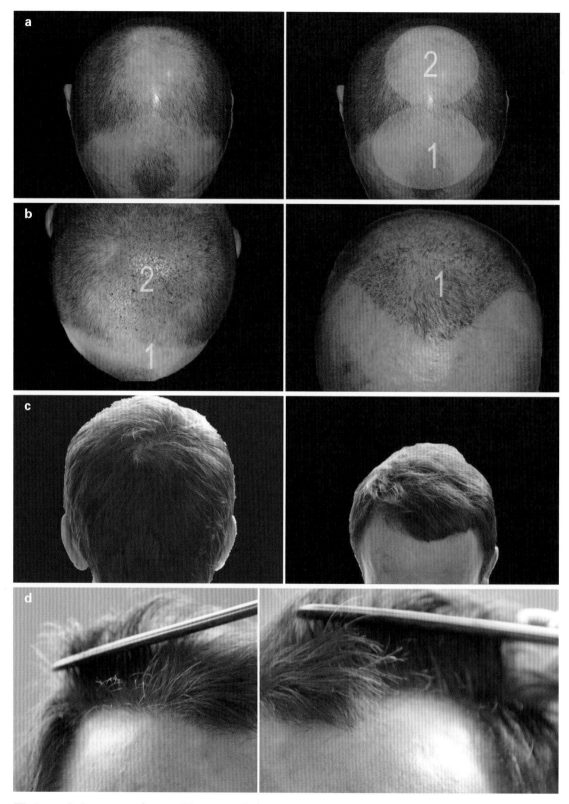

图 4.71（a）一位 52 岁 NW Ⅳ级 AGA 患者。需要治疗的脱发区域分为两部分：前额区域（1）及顶部区域（2）。（b）以 TFD 为 20 ～ 25 个 FU/cm² 的密度进行毛发移植术。左图：第 1 次在顶部区域种植 2000 个 FU（948 个含有 3 根毛发的 FU，752 个含有 2 根毛发的 FU，300 个含有 1 根毛发的 FU）。右图：在 9 个月之后，行第 2 次前额部毛发移植术，种植 1500 个 FU（634 个含有 3 根毛发的 FU，466 个含有 2 根毛发的 FU，400 个含有 1 根毛发的 FU）。术后 3 天前额部外观。（c）术后 12 个月效果。左图：顶部区域外观。右：前额部外观。（d）术后 12 个月效果。左图：右前颞角外观。右图：左前颞角外观

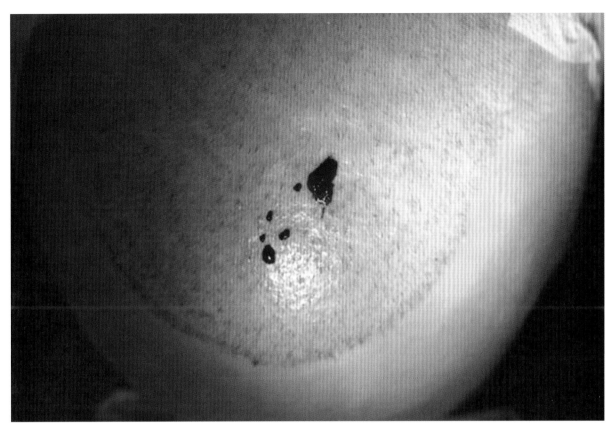

图 4.72　术后即刻穿 T 恤时由于不小心导致种植的 7 个毛囊移植物被拔出

从术后第 7 天开始，运动强度可恢复为正常强度的 30% ~ 40%，然后逐渐增加。患者至少在 4 周内不能进行桑拿浴或日光浴。

需要注意的是，患者在睡觉时不要触碰到移植区域，术后第 1 周内也不要触碰移植区域。为了确保睡眠时的安全，建议患者使用特殊的颈枕或小而结实的颈垫。对于患者供区，无特殊要求。

3. 毛发移植期间的药物服用

在毛发移植术前服用非那雄胺的患者可以在治疗期间和治疗后继续服用。

米诺地尔应在手术当天暂时停止使用，术后在创口已经愈合且红斑完全消退后才能继续使用。相比于液体剂型，更推荐使用泡沫剂型米诺地尔。

4. 药物治疗脱发

尽管前面已经提过（见第二章），在此再次提醒注意，尤其是对于那些可能进一步脱发的年轻患者，应始终将药物治疗作为毛发移植的辅助治疗。微创毛发修复手术和药物治疗相结合才能为患者提供最佳的治疗效果。

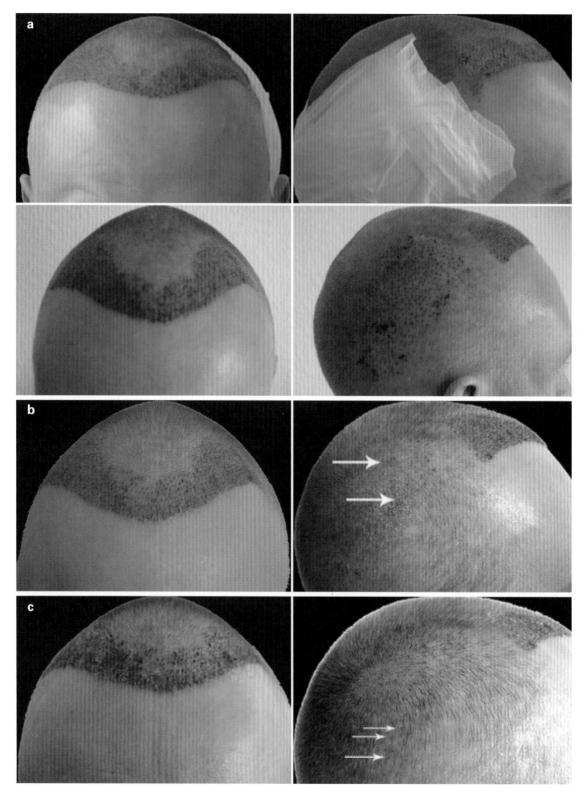

图 4.73 （a）术后第 1 天，去除供区绷带，清洗后涂抹软膏。受区用舒护喷雾冲洗。（b）术后第 3 天。左图：正面观。右图：右侧面观，可见供区创口（箭头处）。（c）术后第 6 天。左图：正面观。右图：右侧面观，仍可见少数供区创口（箭头处）。（d）术后第 7 天，术后第 1 次洗头后的受区。（e）术后第 8 天，第 2 次洗头后的受区（左图）。所有结痂基本脱落，受区完全愈合（右图）。（f）术后第 13 天，植发区域部分移植毛发脱落

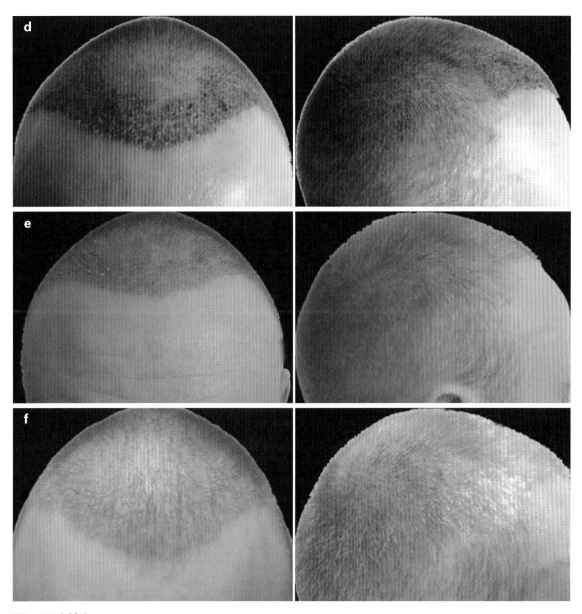

图 4.73（续）

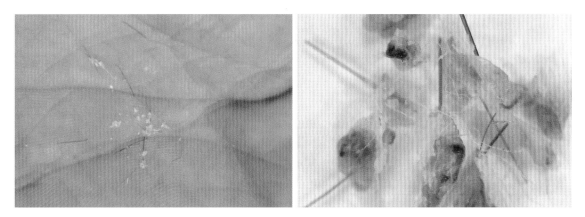

图 4.74　当术后第 7 天第 1 次清洗受区时，越来越多的结痂会脱落，其中也包含一些头发。尽管医师事先告知患者移植后的这种毛发脱落是不可避免的，但患者仍常会感到苦恼。左图：在受区第 1 次用洗发水清洗后，少量移植的头发脱落。右图：显微镜下结痂的放大图像

参考文献

[1] Bunnell S. An essential in reconstructive surgery–"atraumatic" technique[J]. Cal State J Med,1921;19:204-207.

[2] Norwood OT. Male pattern baldness: classification and incidence[J]. South Med J,1975;68:1359-1365.

[3] Guo S, Dipietro LA. Factors affecting wound healing[J]. J Dent Res,2010;89:219-229.

[4] Ziering C, Krenitsky G. The Ziering whorl classification of scalp hair[J]. Dermatol Surg,2003;29:817-821.

[5] Garn MS, Selby S, Young R. Scalp thickness and fat loss theory of balding[J]. Arch Dermatol Syphilol,1954;70:601-608.

[6] Leavitt M, Perez-MezaD, BaruscoM, et al. Study research symposium 1999-2000:clinical update on research studies reported at the World Hair Restoration Society/International Society of Hair restoration Surgery Live Surgery workshop[J]. Int J Cosm Surg Aesth Dermatol, 2001;3(21):13513-8.

[7] Chiang YZ, Tosti A, Chaudhry IH, et al. Lichen planopilaris following hair transplantation and face-lift surgery[J]. Br J Dermatol,2012;166:666-670.

第五章　毛发移植的特殊形式

一、修复手术

　　毛发移植失败后通常需要进行修复手术，而只有FUE法适用于所有修复手术，包括：

　（1）获取精确数量的毛囊移植物而避免过多伤及头皮组织，可用于小范围的修复手术。

　（2）获取体毛进行修复手术。

　（3）获取毛囊移植物植入传统毛发移植术后所致瘢痕组织处，如头皮条切取术后遗留的瘢痕处。

　（4）拔出发际线区域外形不佳的毛囊单位。

　（5）矫正发际线轮廓。

　　根据日常的接诊情况，可以将需进行修复手术的最常见原因分为以下几类：

　（1）移植物存活率低。

　（2）发际线不自然。

　（3）供区术后：瘢痕性和创伤性脱发。

　（4）因手术技术原因所引起的医源性脱发或毛发密度降低，如术后发生休克性脱发。

（一）移植物存活率低

　　在最适宜的手术条件下，术后毛囊移植物的存活率可以达到80%～100%。这样的存活率可以认为是最好的。

　　50%～80%的存活率则为良好的。

　　如果存活率在50%以下，则需要仔细分析其原因。

　　存活率低可能有以下原因：

　（1）毛囊单位选择不正确、受区植入方式不正确、脱水以及挤压所致毛囊机械状态改变等，而这些原因大多是由于手术医师将这些操作步骤委派给非医疗人员所引起。

（2）提取及分离毛囊移植物的方式不正确。

（3）使用创伤性较大的打孔设备。

（4）打孔密度过高。

（5）肿胀麻醉所引起的组织缺血。

此外，以下与患者自身相关的因素也会引起移植物存活率的改变：

（1）患者的一般健康状况。

（2）毛囊移植物的质量。

（3）受区的皮肤条件。

（4）毛囊移植物的血运重建情况。

（5）淋巴细胞及巨噬细胞浸润相关的免疫反应所引起的毛囊炎。

（6）患者依从性差，如拒绝戒烟等。

避免向患者承诺 90% 左右的高存活率，因为这并不符合临床实际情况。

对于大多数寻求选择采用体毛进行毛发移植的患者而言，他们此前可能已经接受过多次毛发移植术，由于术后存活率低于 50% 而不得不选择体毛作为供区毛发。造成其存活率低的原因包括多种可能。

如果后枕部还有足够的供区毛发，那么该患者可能会选择修复手术。由于此前的手术已经造成了受区皮肤损伤甚至瘢痕遗留，所以修复手术后毛囊移植物的存活率差异可能会很大，一般不会达到很高的存活率。

为了在修复手术中获得较高的存活率，一般推荐患者进行分期手术，每次移植的毛囊移植物数量不宜过多（图 5.1 ~ 图 5.5）。

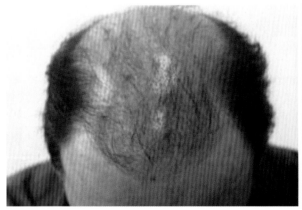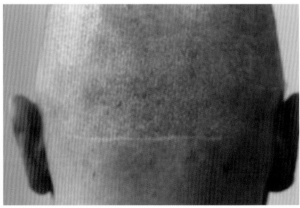

图 5.1　一位 NW Ⅴ级的 48 岁脱发患者，进行过两次失败的毛发移植术后的状态，其中一次是采用了头皮条切取法，另一次采用了 FUE 法，两次共移植了 4000 个毛囊移植物。存活率约为 25%

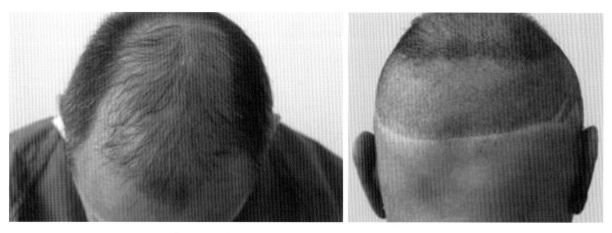

图 5.2　一位 NW Ⅳ 级的 50 岁脱发患者，进行过两次毛发移植术后的状态，两次均采用了头皮条切取法，共移植了 3400 个毛囊移植物。存活率约为 50%

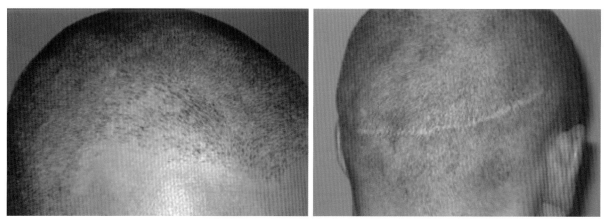

图 5.3　一位 NW Ⅲ 级的 32 岁脱发患者，采用了头皮条切取法进行过一次毛发移植术后的状态，共移植了 1200 个毛囊移植物。存活率约为 25%

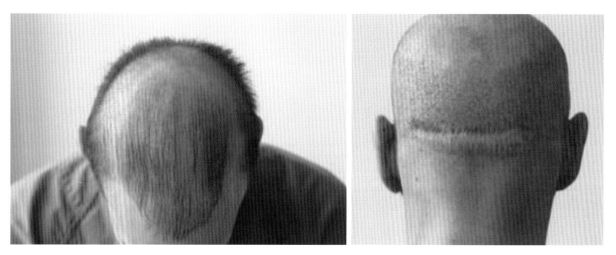

图 5.4　一位 NW Ⅵ 级的 52 岁脱发患者，进行过两次毛发移植术后的状态，两次均采用了头皮条切取法，共移植了 4000 个毛囊移植物。存活率约为 35%

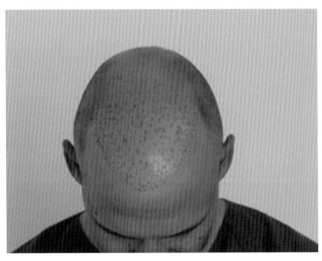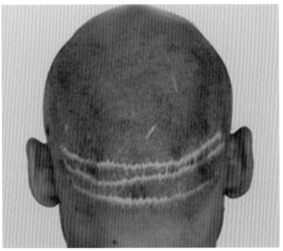

图 5.5 一位 NW V 级的 32 岁脱发患者，进行过 3 次毛发移植术后的状态，3 次均采用了头皮条切取法，共移植了 1800 个小型移植物。存活率约为 40%

（二）发际线不自然

根据临床经验，与移植物存活率低相比，不美观和不自然的发际线往往给患者带来更大压力。

由于位置关系，一个失败或不自然的发际线，除非戴帽子加以遮掩，否则很容易被他人发现，而这将为患者的日常生活带来极大不便。

患者的这种痛苦是可以想象的，尤其在朋友、亲戚甚至陌生人提及其术后不自然的外观时，患者痛苦的感受会更为强烈。

对于医师而言，不美观发际线的修复手术是毛发移植术中最具挑战性的项目之一。一般情况下，需要经过多次手术才能将其完全修复。

术后发际线不美观的原因

（1）前发际线植入含有多根毛发而不是 1 根毛发的 FU：在现代毛发移植术的理念中，术者们大多已经意识到自然的发际线是由含有 1 根毛发的 FU 组成的。然而，在临床中依然会时常见到将含有多根毛发的 FU 移植到发际线区域的情况。这是造成毛发移植术后发际线不美观的最常见原因。这种错误行为通常源自非医疗人员进行操作。如果主刀医师任由非医疗人员进行此类错误操作，医师将难以发现其原因并及时予以纠正。此类发际线的修复方式通常有 2 种：将含有多根毛发的 FU 拔出，然后将含有 1 根毛发的 FU 重新植入发际线；或者直接在发际线前方植入含有 1 根毛发的 FU，以重建更为自然的发际线（图 5.6）。

（2）前发际线植入含有多个毛囊单位而不是含有单根毛发的毛囊单位：随着植发理念的提升，毛囊单位已经被认为是使毛发移植术达到美观效果的基本移植单元，传统手术方式中先获取含有毛囊的头皮

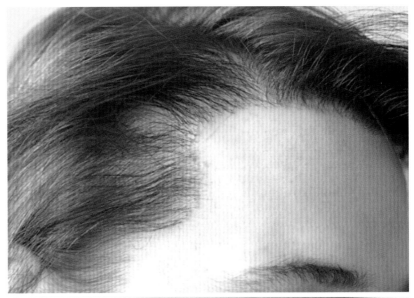

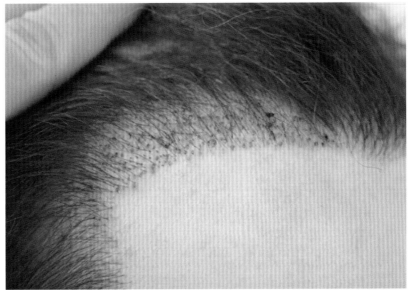

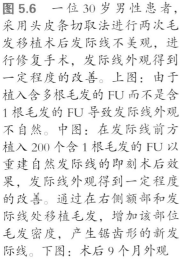

图 5.6　一位 30 岁男性患者，采用头皮条切取法进行两次毛发移植术后发际线不美观，进行修复手术，发际线外观得到一定程度的改善。上图：由于植入含多根毛发的 FU 而不是含 1 根毛发的 FU 导致发际线外观不自然。中图：在发际线前方植入 200 个含 1 根毛发的 FU 以重建自然发际线的即刻术后效果，发际线外观得到一定程度的改善。通过在右侧额部和发际线处移植毛发，增加该部位毛发密度，产生锯齿形的新发际线。下图：术后 9 个月外观

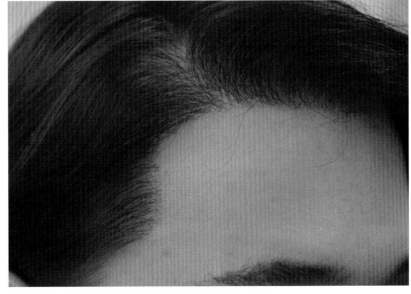

条然后再分离为大小不等移植物的做法正逐渐被人们所摒弃。但是，我们至今仍在处理传统手术方式所遗留下的问题。尤其在发际线区域，其手术矫正必须依赖于 FUE 法。将不合适的 FU 拔出，再植入含有 1 根毛发的 FU 以重建自然的发际线。对发际线的修复一般需要进行多次手术（图 5.7 ）。

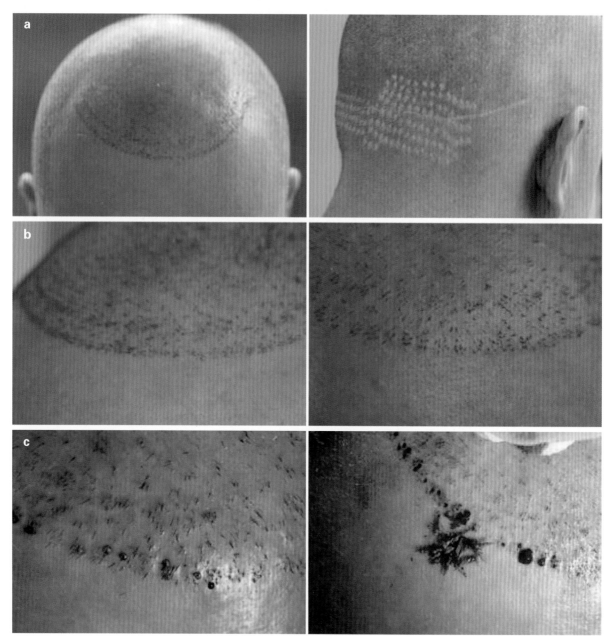

图 5.7（a）一位 50 岁男性患者，进行过 3 次失败的毛发移植术后发际线不美观，进行修复手术。左图：由于植入含有多个 FU 的移植物导致发际线外观不自然。右图：采用打孔提取法和头皮条切取法进行 3 次毛发移植术后遗留的瘢痕。（b）发际线外观。（c）左图：使用精细的提取针（内径为 0.9mm，外径为 1mm）在前发际线打孔以拔出含多根毛发的 FU。右图：拔出发际线含多根毛发的 FU。（d）左图：拔出发际线含多根毛发的 FU 后形成的创口。右图：发际线植入含 1 根毛发的 FU，同时发际线和右侧额部处植入 FU（其中部分为从发际线拔出的含多根毛发的 FU）以增加该部位毛发密度。（e）术后 12 个月外观的改善情况

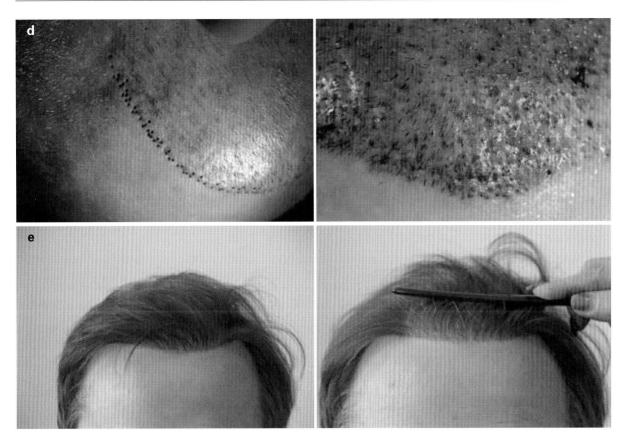

图 5.7（续）

（3）传统毛发移植术后（尤其采用了头皮条切取法），毛发外观过硬、过粗：当移植物携带过多的周围组织时，所移植毛发的直径看起来会比受区原生毛发直径更加粗大，这种情况多由头皮条切取法中毛囊移植物周围组织去除不充分所引起。这种外观在较长一段时间（6 个月至几年）之后可能会得以改善。但如图 5.8 所示，改善效果偶尔并不完全，甚至毫无改善。FUE 术中，如果所用钻头过粗，同样也会出现因为移植物周围组织过多而导致毛发外观过粗、过硬。

（三）供区术后瘢痕和创伤性脱发

最常用的毛发移植术为头皮条切取法。该术式对组织损伤较大，可能导致相应的术后并发症以及后遗症。瘢痕即是该手术术后常见的后遗症之一。

对于头皮条切取法，根据术中所切取头皮条的长度和宽度的不同，术后供区瘢痕大小亦不相同。此外，即使切取相同宽度的头皮条，由于所使用的缝合技术不同及患者自身条件的不同，术后供区瘢痕的宽度也不相同。

创伤也可引起受区出现脱发。随着 AGA 的进展以及衰老所引起的毛干直径的减小，受区的创伤性脱发会使瘢痕愈发明显。

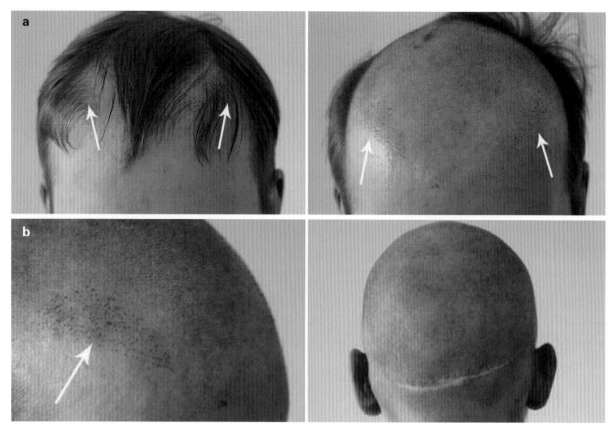

图5.8 一位28岁患者，2年前采用头皮条切取法在额颞角处进行了1次毛发移植术（箭头处），出现进行性脱发。（a）左图：所移植毛发的直径看起来会比受区原生毛发直径更加粗大。右图：额部中央区域进行了剃发以清楚展示额颞角处的毛发情况。（b）左图：明显可见毛发直径差异。右图：头皮条切取术后供区瘢痕

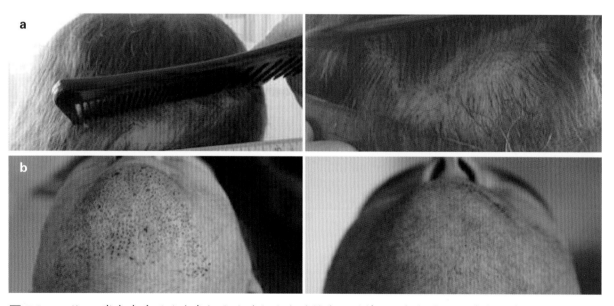

图5.9 一位30岁患者采用头皮条切取法进行毛发移植术后的情况。（a）左图：手术后遗留从一侧耳部到另一侧耳部长20cm、最宽处达2cm的瘢痕。右图：进行胡须移植术后8个月的瘢痕状态。（b）左图：从下颌区域提取胡须毛囊后的提取创口。右图：术后7天供区无瘢痕愈合

随着瘢痕越来越明显，为了遮掩瘢痕或者能够留短发，部分患者希望在瘢痕组织中种植毛发的意愿也会愈发强烈。

与非瘢痕区域相比，瘢痕区域毛囊移植物的存活率一般较低。根据缝合技术、血供情况以及移植物选择的不同，存活率为 30% ~ 70%。

皮钉缝合后瘢痕组织内的毛囊存活率最低。同一般缝合方式相比，创面边缘并没有对合良好，而是拉拢后直接用钢钉固定。这将导致瘢痕组织变厚，不仅难以打孔，并且也会破坏移植物的完整性（图 5.9）。

（四）医源性术后并发症及后遗症

操作不当将会引起毛发移植术后并发症及后遗症的增加，尤其多见于传统术式。

甚至在 FUE 这种创伤更小的手术方式中，如果操作不当，也会出现严重的瘢痕及休克性脱发的情况。

所谓操作不当，通常是由于盲目追求大量移植所引起的。不管毛囊获取方式如何，单次的毛发移植量最好不超过 2500 个 FU。获取和种植大量的毛囊移植物将不可避免地引起更大范围的组织创伤以及血管损伤。这在微创毛发移植术中应当尽量避免。

一些没有责任心的从业人员经常在其广告中承诺大量毛发移植。为此，负责任的医师有义务提醒患者其中的风险（图 5.10）。

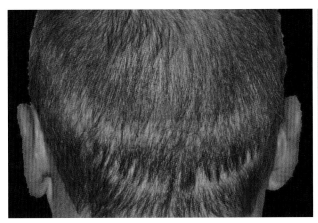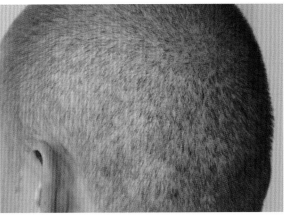

图 5.10　左图：采用头皮条切取法进行两次毛发移植术后继发的瘢痕和创伤性脱发（休克性脱发）。右图：采用 FUE 法进行一次毛发移植术，术中一次性提取移植了 3300 个 FU，术后出现创伤性脱发（休克性脱发）

二、体毛移植

体毛移植通常是指将体毛移植至头部。此类手术中，应当只采用 FUE 法获取毛囊，因为采用传统头皮条切取法创伤过大（图 5.11）。

有多个部位的体毛可以提供额外的毛囊资源进行毛发移植。

依据不同患者，体毛的供区包括：胸毛生长区、背毛生长区、腋毛生长区、腹毛生长区、阴毛生长区和腿毛生长区。

（一）患者群体

体毛移植尤其适用于经过一次或多次毛发移植术后，供区毛发密度降低的患者。

此外，对于因脱发严重而导致心理压力过大且体毛充足的年轻患者而言，体毛移植是一个不错的选择。

（二）胡须作为供区毛发

对于胡须而言，90% 的胡须由含 1 根毛发的 FU 组成，其余 10% 的胡须由含 2 根毛发的 FU 组成，基本上没有含 3 根毛发的 FU 组成的胡须。也就是说，胡须主要由含 1 根毛发的 FU 组成，因此，与同等数量的后枕部毛囊相比，胡须作为供区毛发难以达到与其相同密度的外观。

例如，如果从胡须部位提取 1000 个 FU，其中包含 1150 ~ 1200 根毛发。但是如果从后枕部位获取 1000 个 FU，其中则包含 1600 ~ 2800 根毛发。而更多的毛发量，意味着更高的毛发密度和更佳的术后外观效果。

胡须的直径平均约为 0.12mm，比 0.07mm 直径的头发略粗，毛乳头大小同样如此。

正因为如此，胡须尤其适合种植在瘢痕组织（创伤性瘢痕或者头皮条切取后遗留瘢痕）中。

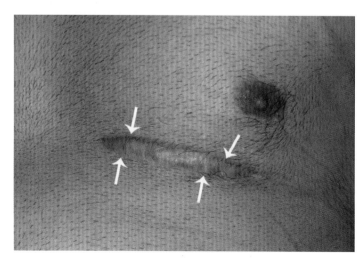

图 5.11 采用头皮条切取法进行毛发移植术后的情况。从胸部切取一条皮肤条，获取 80 个 FU 植入头部，遗留了 1 条长度 10cm、宽度 1.5cm 的瘢痕（箭头处）。采取头皮条切取法造成的损伤远大于手术获益

将胡须毛囊种植至头部后，其毛乳头将缩小，进而导致毛干直径减小至原来的 50%。这种自适应的情况，使得胡须可被用于种植头发，同样，胡须也很适合用于种植男性眉毛。

建议从下颌部和颈部获取胡须毛囊，通常可在该区域获取约 600 个胡须毛囊移植物。提取毛囊时，应选用内径为 0.95mm、外径为 1.05mm 的提取针，以避免瘢痕的形成。

一种称为 Pro FUE 的提取针可能起到良好的辅助作用，因为其内径为 0.9mm，管壁很薄，在美国的 Mediquip Surgical 公司有售（图 5.12）。

相比之下，颊部的胡须较难提取。但对于胡须稠密的患者而言，此部位可以提供 1000 ～ 1500 个胡须毛囊。

由于面部胡须位置暴露，术者应告知患者术后可能存在微小瘢痕的可能。

移植胡须的纵向生长情况同头皮毛发类似，但其在瘢痕组织中的存活率要高于头皮部位的毛囊的存活率（图 5.13 ～ 图 5.15）。

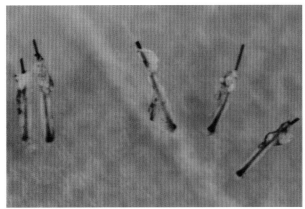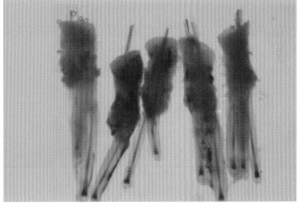

图 5.12　左图：90% 的胡须为含 1 根毛发的 FU。右图：头发主要由含多根毛发的 FU 组成，20% ～ 40% 的头发为含 1 根毛发的 FU

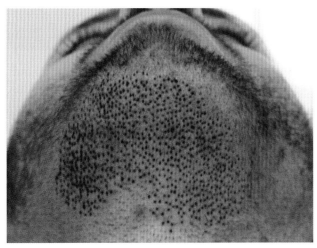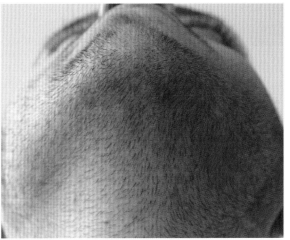

图 5.13　采用皮肤条切取法进行毛发移植术后的情况。从胸部切取一条皮肤条，获取 80 个胸毛毛囊植入头部，胸部遗留 10cm 长、1.5cm 宽的瘢痕。这种皮肤条切取法造成的损伤远大于其获益（与图 5.11 为同一患者）

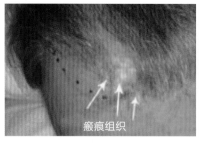
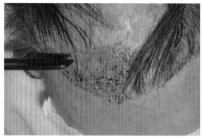
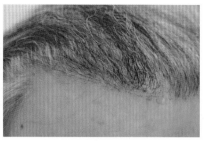

图 5.14 一位 58 岁男性患者在采用推进皮瓣进行毛发移植术后将胡须植入头皮瘢痕组织。左图：右侧前发际线的术前外观。中图：胡须移植术后即刻外观。右图：术后 8 个月外观。术后 6～18 个月发生移植毛发向原生毛发的自适应过程

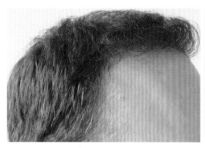
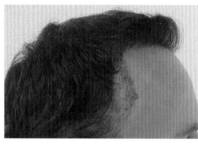
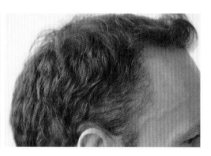

图 5.15 一位 46 岁男性患者将胡须移植到右侧太阳穴处。左图：右侧太阳穴处术前外观。中图：术中在右侧太阳穴处做的 85 个种植孔。右图：在右侧额颞角处种植了 85 个胡须毛囊的术后 7 个月外观

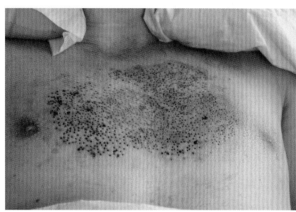
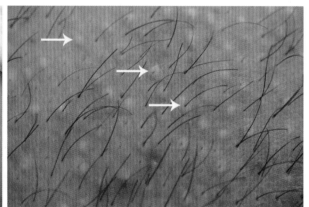

图 5.16 一位 34 岁男性患者提取胸毛毛囊进行移植。左图：使用内径为 1mm、外径为 1.1mm 的提取针提取胸毛毛囊。右图：胸部供区愈合后遗留微小瘢痕（箭头处）

（三）胸毛和背毛作为供区毛发

对于胸毛和背毛而言，约 90% 由含 1 根毛发的 FU 组成，约 10% 由含 2 根毛发的 FU 组成，基本上没有含 3 根毛发的 FU 组成的胸毛或背毛。其毛干直径在不同个体中差异较大。

由于毛囊的纵向生长特性并不完全由毛囊本身的基因决定，还会受到周围环境的影响。因此，种植至头皮的胸毛和背毛将会适应头皮环境而变得与头发类似。这使得胸毛和背毛作为供区毛发种植头发成为可能。

　　然而，由于胸部皮肤组织结构特性的缘故，同后枕部毛囊相比，即便使用内径为 0.95mm、外径为 1.05mm 的提取针，也很难提取胸毛。因此，通常选择内径为 1mm、外径为 1.1mm 稍粗的提取针，有时使用的提取针更粗，有可能导致瘢痕较为明显。通常情况下，这些微小的瘢痕会被残存未提取的胸毛以及因处于休止期（约 70%）而无法提取后期长出的胸毛所遮盖（图 5.16）。

　　背毛虽然不及胸毛丰富，但是其结构以及生长模式同胸毛十分相似。背毛与胸毛类似，同样主要由含 1 根毛发的 FU 组成，移植后受到受区周围组织影响，其纵向生长特性将会改变。同胸部皮肤相比，背部供区皮肤组织不易遗留瘢痕（图 5.17a ~ d）。

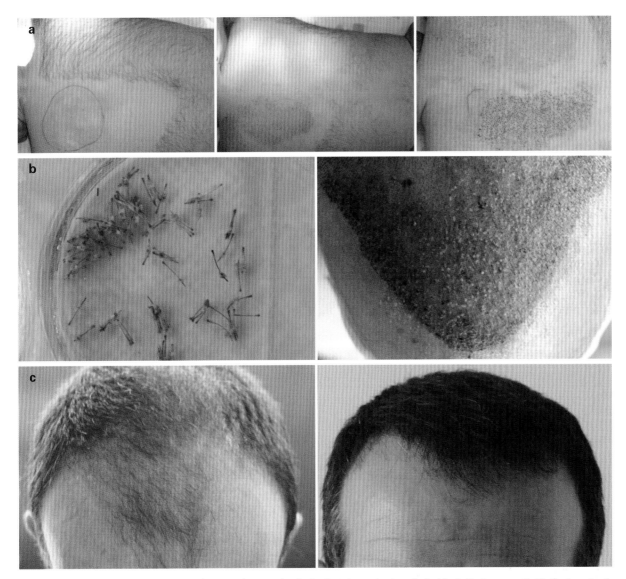

图 5.17　（a）一位 38 岁男性患者提取背毛毛囊移植到头部。左图：背部供区剃至 1mm 长的外观，之后注射麻醉剂进行局部浸润麻醉。中图：从背部左侧区域提取背毛毛囊后的外观。右图：进行第 2 次背毛移植治疗后，从背部双侧区域提取背毛毛囊后的外观。（b）左图：从该患者背部提取的毛囊。右图：将背部提取的 1800 个 FU 种植到额部区域。（c）左图：额部区域背毛移植术前外观。右图：背毛移植术后外观。（d）背毛移植术后 13 个月外观

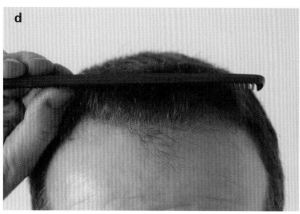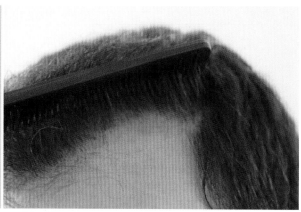

图 5.17（续）

（四）腋毛作为供区毛发

腋部区域的皮肤组织十分柔软，这使得毛囊提取十分困难。另外，腋毛数量也很少。所以一般不采用腋毛作为供区毛发进行头皮毛发移植。

（五）四肢体毛作为供区毛发

四肢部位的毛囊非常短细，其移植适用范围非常有限。

由于四肢部位的体毛与皮肤的夹角较小，毛囊提取后遗留的椭圆形创口将在很长一段时间内持续处于红肿和炎症状态，并可导致严重的瘢痕（图 5.18）。

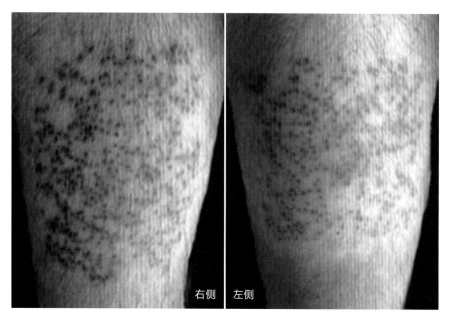

右侧　左侧

图 5.18　术后 3 周外观。使用提取针较粗、微型马达驱动的机动式毛囊提取仪提取一位 27 岁患者的腿毛毛囊

（六）腹毛和阴毛作为供区毛发

由于皮下脂肪丰富，腹部和会阴部的皮肤移动性很好。仅仅是提取针与皮肤接触所产生的微小压力也会导致毛囊和皮肤的相对移位。这意味着在毛囊的提取过程中，毛囊将极易遭到破坏，术中较高的毛囊离断率也证明了这一点。借助目前的提取针所能提取的腹毛和阴毛数量通常十分有限，所以一般不将其作为头部毛发移植的供区毛发来源。

三、眉毛移植

（一）患者群体

寻求眉毛移植的患者中女性占 70%，男性占 30%。其中，寻求眉毛移植的女性患者中，约 90% 为过度拔除所导致的眉毛脱落（图 5.19）。只有 10% 的患者是继发于外伤、手术以及诸如斑秃、瘢痕性红斑和遗传性疾病等病症所致的眉毛问题。也就是说，绝大多数的眉毛脱落是由于患者自行过度拔除眉毛所引起的。

其中，大部分（70%）患者已经尝试了不止一种治疗方法，其中包括试图采用永久性文眉加以掩饰。

由于永久性文眉所引起的不自然外观（线条过粗、褪色、变色等），其美容优势值得商榷。此外，由于文眉对眉部皮肤造成了严重破坏，最多 3 次文眉后再次上色将较为困难，这会造成不自然、不美观的眉部外观（图 5.20）。

在这种情况下，患者不得不每天使用眉笔自行描眉，过程困难且耗时。

遇到日常出汗或淋雨情况时，可能导致眉形变花，令患者难以接受。想要永久解决这类问题，获得美观的眉形并且不会影响日常生活，眉毛移植是一个良好的选择。眉毛移植主要是基于其美观考虑，其次才是其实用性。

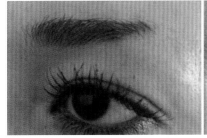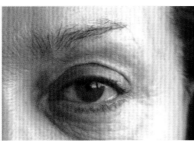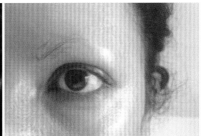

图 5.19　3 位女性患者因过度拔除导致的眉毛脱落

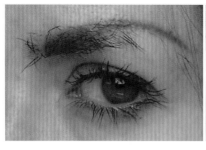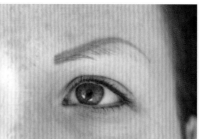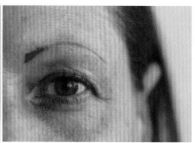

图 5.20 过度拔除导致的眉毛脱落采用永久性文眉治疗后外观不自然。3 位女性患者分别显示了线条过粗、褪色、变色和位置不当等文眉问题

在临床工作中，约 70% 的男性患者并没有出现眉毛脱落的情况。他们只是出于求美心理，想通过手术的方式而获得更长、更宽的眉毛，以显得更具有男子气概。

只有约 20% 的男性患者是由于外伤、手术以及诸如斑秃和遗传性疾病等而出现眉毛脱落症状，其余约 10% 的男性患者是由于眉毛拔除过度而出现脱落症状（图 5.21）。

（二）眉毛移植的成功率

在临床上，眉毛所接受的治疗越少（最佳状态是未接受过永久性文眉、未进行过眉毛移植），则眉毛移植术后移植物存活率越高，效果越令人满意。如果患者眉部皮肤完整、未受过创伤或未进行过有创治疗，其眉毛移植的存活率可达 70% ~ 100%。如果患者此前接受了永久性文眉、进行过激光洗眉或进行过眉毛移植，其眉毛移植的存活率通常会明显降低。根据患者瘢痕的具体情况，其眉毛移植的存活率为 40% ~ 100%。

（三）眉形的设计

一般而言，眉形的设计要与患者的面部特征相适应，同时也要与患者沟通以征求其意见，最后在皮肤上绘制出设计好的眉形。对于进行过永久性文眉的患者而言，其眉形及位置很难做出大的调

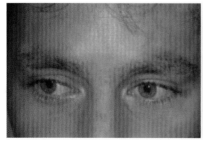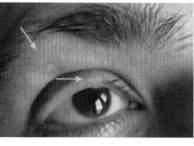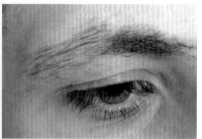

图 5.21 左图：一位患有瘢痕性红斑的 26 岁男性患者。中图：一位患有斑秃的 32 岁男性患者（箭头处，眉毛和睫毛出现部分脱落）。右图：一位患有遗传性疾病导致眉毛外侧变稀疏（Hertoghe 征）的 28 岁男性患者

整。对于眉毛位置不佳而进行过永久性文眉的患者，应先用激光洗眉以去除色素，然后再进行眉毛移植。

（四）供区毛发的选择及其生长特性

对于眉毛完全缺失的患者，根据所设计眉形的不同，单侧眉毛需要移植 120 ～ 250 个毛囊移植物。由于女性的体毛通常很少，所以其头部毛发是比较理想的供区毛发。

术前需修短供区毛发以便于毛囊提取。根据移植所需毛囊移植物的数量和患者头发的密度及长度，可以选择一个或若干个小的后枕部供区，而这些供区很容易被垂下的长发所覆盖（图 5.22）。

由于大多数原生的眉毛由含 1 根毛发的 FU 组成，少数由含 2 根毛发的 FU 组成，医师应当只提取这样的 FU 作为供体来进行种植，以确保更自然的视觉效果。

在进行全眉种植时，建议只选择含 1 根毛发的 FU 来进行种植，以实现更美观、更自然的术后效果。若同时用含 1 根毛发的 FU 和含 2 根毛发的 FU 进行种植，会造成术后外观不自然。

对于原本就存在大量原生眉毛，手术目的仅仅是提高密度的患者，则可以种植含 2 根毛发的 FU。

需要强调的是，眉毛移植术中只能用含有 1 根或 2 根毛发的原生 FU 进行种植。如果提取含有多根毛发的 FU，通过体外分离的方式获得含有 1 根或 2 根毛发的 FU 再进行种植，术后可能会引起创伤性毛囊炎及其他一些反应，从而导致较低的存活率。

与女性不同，男性患者在进行眉毛移植时，理想的供区毛发首选胸毛，其次是胡须及后枕部安全区毛发。胸毛的优点是其生长特征与眉毛非常接近，不需要经常修剪。临床经验表明，种植的眉毛在术后前 2 年必须每 2 周修剪 1 次，直到其逐渐适应。之后只需要进行偶尔的修剪即可。

如果采用头部毛发作为供区毛发，移植后毛发的生长特性（尤其是生长速度）通常会保持不变，需要在几年后才会逐渐适应。应尽早告知患者（尤其是女性患者）术后需要经常修剪眉毛。

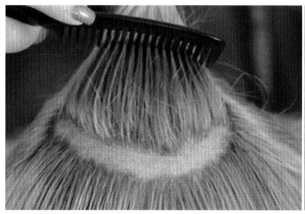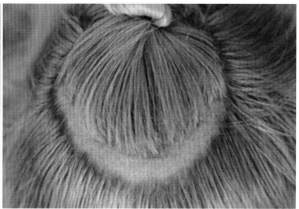

图 5.22　将头顶的头发扎成一根辫子，以便提取毛囊。根据需要移植的移植物数量，将辫子底部一条宽 1 ～ 2cm 的 U 形发带的毛发修剪至 1mm

术前还需告知患者，全部或大部分移植的毛发将在术后 2 ～ 3 周脱落。

移植的毛发在术后 3 ～ 5 个月才开始正常生长，术后 5 ～ 8 个月才能达到最快的生长速度。

术前还应告知患者，移植的毛发（尤其是头发）在早期还可能会出现结构上的变化，例如出现螺旋形或粗硬浓密的特殊外观。但这种变化会随着时间的推移而得到极大的改善。但是不要期望种植毛发能和原生毛发完全一致，种植的眉毛和原生眉毛如果仔细观察将能辨认出来。移植毛发的颜色不会发生变化。

（五）患者体位

麻醉期间，患者取水平仰卧位，头部由垫子支撑。在打孔和毛囊移植物植入阶段，患者仰卧时应尽可能靠近床外侧边缘以靠近医师。手术时，医师应位于手术侧的对侧。

（六）采用 IFUE 法操作

建议采用 IFUE 法交替操作，种植眉毛，即先提取若干毛囊移植物种植一侧眉毛，再提取毛囊移植物种植另外一侧毛囊。

（七）眉毛的设计及定位

使用前正中线（FML）作为眉毛定位和设计的参考线。FML 是起自眉心，下经鼻尖、上唇中点至颏部尖端的一条连线（图 5.23）。

当原生眉毛仍然存在时，测量每侧眉头与 FML 之间的距离。如果眉毛完全缺失，设计时应咨询患者意见，每侧眉毛的内侧边缘与 FML 之间的距离应为相等的固定值，以使双侧眉毛对称。

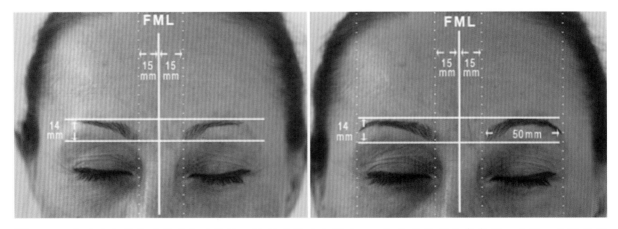

图 5.23 为了确定眉毛的高度和对称性，绘制了前正中线（FML）和另外两条参考线。左图：未设计眉形的术前外观。右图：设计好眉形的术前外观

第一条参考线是与 FML 垂直且经过双侧眉毛上缘最高点的一条线。可以通过这条参考线来判断两侧眉毛之间的高度差和对称性，然后予以矫正。对于眉毛完全缺失者，则需要与患者协商以确定眉毛的上缘。

第二条参考线同样垂直于 FML 且平行于上述参考线，用于确定眉头的下缘。眉毛的长度可以用卷尺测量以保持对称。眉形需要和患者一起协商后确定，最后用不褪色的细记号笔标记出眉毛的整体形状。

（八）麻醉

将眉毛上方的皮肤消毒后进行局部浸润麻醉，麻醉范围超出眉毛边缘外 5 mm，从眉毛上缘已消毒区域皮肤进针向下注射，按照由内至外的顺序依次进行麻醉（图 5.24）。

麻醉满意后，用无菌的 27G 细针尖标记眉毛的轮廓，每隔几毫米标记 1 个点。

然后进行眉毛区域消毒，用无色消毒液擦拭去除标记线。

（九）打孔和种植

种植孔的大小要合适，必须能固定所种植的毛囊移植物，让它既不能旋转也不会脱出。建议使用宽为 0.8 ~ 1mm、厚为 0.1mm 的特殊器械进行打孔。

受区的打孔方向与皮肤表面成 5° ~ 7° 夹角，使毛囊移植物的生长方向与原生毛发的生长方向一致，之后按标准操作方法完成毛囊移植物的植入。

供区部位用绷带包扎并辅以喷雾药剂治疗，受区暴露（图 5.25、图 5.26）。

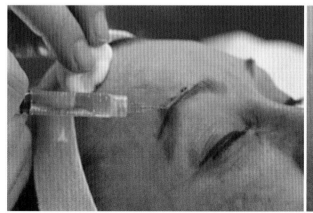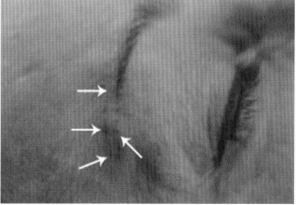

图 5.24　右侧眉毛进行局部浸润麻醉（左图）。眉毛的轮廓（箭头处）用细针尖标记（右图）

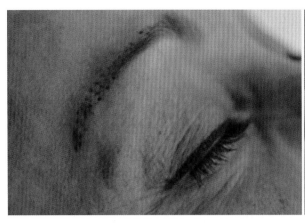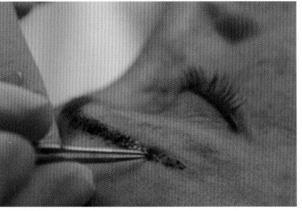

图 5.25 在预先确定的区域进行打孔（左图）。植入毛囊移植物（右图）

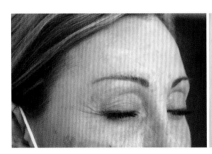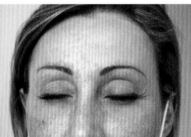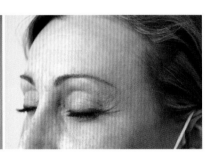

图 5.26 术后 7 个月，双侧移植眉毛存活率为 100%

（十）术后护理

术后护理不需要医师辅助，患者可自行处理。术后第 1 天，供区用 pH 中性的洗发水（温和的婴儿洗发水）轻轻地冲洗。术后第 1 周，供区每天早晚涂抹防瘢痕凝胶，每天白天涂抹脂肪醇软膏。

术后第 1 天即可以开始每天数次用温水喷洒受区。喷洒的时候不能触碰种植区，然后轻轻蘸干。术后 7 天以后才可以用手指轻柔地打圈、清洗种植区的眉毛。术后 10 ~ 12 天，痂皮基本全部脱落。

手术当天即开始服用 600mg 布洛芬进行抗感染治疗，每天 3 次，连续服用 3 天。

应当告知患者，在少数情况下术后可能会出现血肿或水肿的现象，可自行缓解。在睡觉时供区可以受压，但是至少 2 周内要避免触碰到种植的眉毛（图 5.27 ~ 图 5.30）。

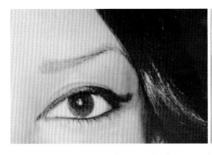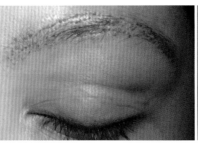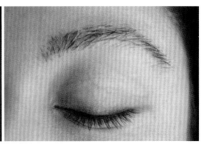

图 5.27　一位 23 岁女性患者，通过种植 130 个含 1 根毛发的 FU 重建拔除过度的眉毛。左图：术前外观。中图：术后即刻外观。右图：术后 8 个月效果

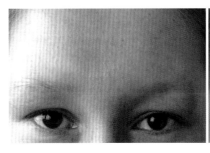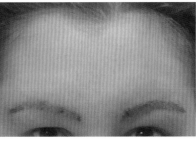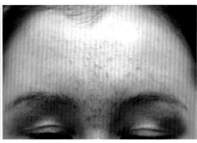

图 5.28　一位 26 岁女性患者，通过种植 220 个含 1 根毛发的 FU 实现眉毛加密。左图：术前外观。中图：术后即刻外观。右图：术后 8 个月效果

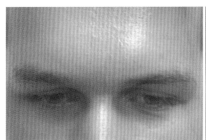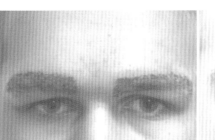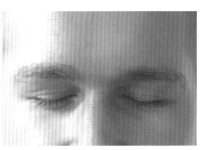

图 5.29　一位 26 岁男性患者，通过种植 130 个含 1 根毛发的 FU 和 20 个含 2 根毛发的 FU 加粗眉毛。左图：术前外观。中图：术后即刻外观。右图：术后 6 个月外观

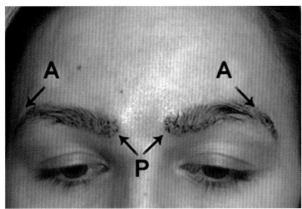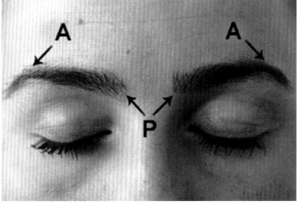

图 5.30　一位 24 岁女性患者，通过移植阴毛（P）和腋毛（A）来重建眉毛并增加其密度。术前外观（左图）与术后 7 个月外观（右图）的对比

四、睫毛移植

种植睫毛的患者基本都是女性，男性患者只有在极特殊情况下才会选择睫毛种植。

前来就诊的女性患者中，约 70% 的女性是由于佩戴假睫毛而引起睫毛缺失。

假睫毛每 3 ~ 4 周需要重复粘贴 1 次，需要将假睫毛粘上、按压和撕下。这样会使自然的睫毛受到强烈的机械力作用，导致其结构遭到破坏。

睫毛自身的重量和睫毛膏的日常应用对睫毛所造成的额外拉力，也会损害睫毛的结构，尤其是在黏合点上。如此反复作用，可导致睫毛逐渐受损，出现生长期脱落和生长速度减慢等机械性睫毛脱落现象，并最终导致睫毛部分或全部脱落（图 5.31 ~ 图 5.33）。

约 20% 的患者原本有着自然的睫毛，但对睫毛的长度并不满意，希望有更长的睫毛。

只有约 10% 的患者是由于手术或原发性疾病而寻求治疗，例如创伤、眼睑肿物的切除，或者由于斑秃及慢性睑缘炎等因素而导致睫毛缺失。

（一）供区毛发的选择

头皮的毛囊通常由含多根毛发的 FU 组成，且有较长的生长期，因此非常适合用于睫毛种植。

但是，术前应当告知患者，移植后头皮毛囊的生长特征并不会改变。这就意味着，需要通过经常修剪种植的睫毛来达到患者所期望的长度。

在少数情况下，体毛也可以作为供区毛发，种植后不需要经常修剪。最终应该根据患者的毛发特征来选择供区毛发。

在所有进行睫毛移植的患者中，约 80% 患者种植的是上睑睫毛，约 20% 患者种植的是下睑睫毛。

在一般情况下，只有含多根毛发的 FU 才适用于种植睫毛。因此，在较小区域提取少量毛囊移植物即可获得较多毛发种植睫毛。通常由于原生睫毛的存在，可以用于打孔种植睫毛的面积很小。

当患者上睑的睫毛几乎全部缺失时，单侧上睑单次可移植 100 ~ 150 个毛囊移植物。当患者睫毛变稀疏时，较小的受区面积意味着只能移植 20 ~ 40 个毛囊移植物，具体移植量取决于实际情况。

（二）采用 IFUE 法操作

与种植眉毛一样，种植睫毛也应先完成一侧睫毛的种植后（包括毛囊移植物的提取和种植），再进行另一侧睫毛的种植。

患者取仰卧位，医师坐于患者头部的后方。用消毒液进行眼睑消毒后，用一种特殊的表面麻醉剂（由 URSAPHARM 公司生产的 0.5% 丙美卡因）进行手术侧眼结膜囊的表面麻醉，之后在眼球表

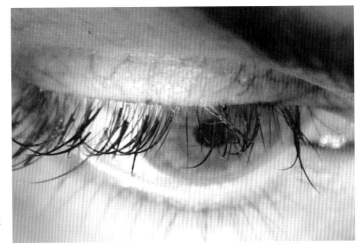

图5.31 睫毛延长是将假睫毛粘在原有睫毛上

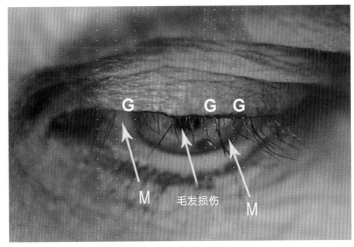

图5.32 长期使用这种睫毛延长的方法，导致机械性睫毛脱落并伴随着不可逆的睫毛缺失。长期使用这种睫毛延长方法的后遗症包括：睫毛间毛发缺失导致的间隙（G）、黏合点的原生睫毛毛发脆化、睫毛生长速度减慢及睫毛微型化加重（M）

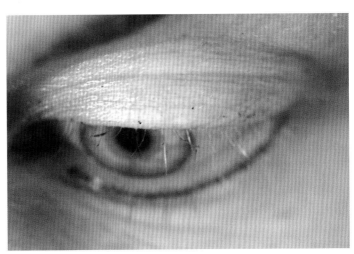

图5.33 睫毛延长的不可逆后遗症包括睫毛微型化及睫毛缺失

面上放置一个金属制眼保护器（图5.34），然后再对眼睑进行浸润麻醉。

麻醉剂由丁哌卡因和肾上腺素混合而成（见第四章）。

从外眦处开始注射麻醉剂，间隔30s后，依次在上睑或下睑睫毛边缘的4～5处注射麻醉剂。

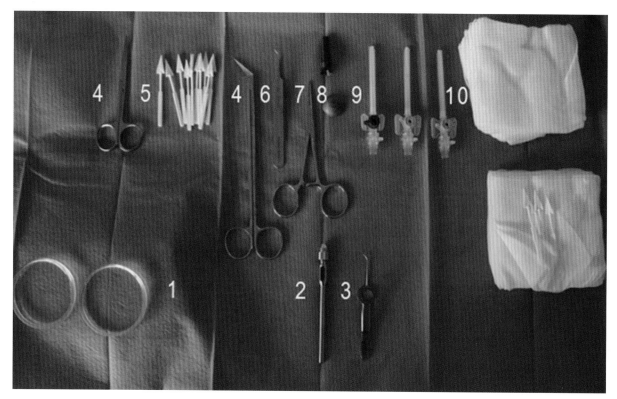

图 5.34 睫毛移植的器械：1. 用于储存毛囊移植物的培养皿。2. 提取针持针器。3. 提取镊。4. 剪刀。5. 棉签。6. 种植镊。7. 钳子。8. 眼保护器。9. 20G（粉色）及 22G（蓝色）输液针管。10. 纱布

（三）打孔与种植过程

医师站于患者头部的后方，在上睑打孔。用非优势手的食指在睑缘上方约 0.5cm 处轻压上睑并将其向上拉约 1cm，使睫毛与水平方向垂直。用手指固定眼睑，用打孔针（静脉输液针）在眼睑上打孔，从睑缘平行于睫毛生长方向进针。两孔之间的最小距离应保持 1mm（图 5.35、图 5.36）。

对于已文眼线的患者，打孔时应特别小心，因为紧邻睫毛的眼睑表面有瘢痕的部分很容易因打孔而撕裂。此外，对于那些眼睑弹性较小的老年患者来说尤其如此。

对于操作医师来说，下睑睫毛的种植是一个较大的挑战。因为打孔的角度必须慎重，需要依据个体的具体情况来确定，特别要避免眼睑闭合时出现倒睫的情况。

在下睑打孔时，医师同样应站于患者头部的后方。当下睑麻醉生效后，用非优势手的拇指固定下睑并向下拉下睑以暴露下结膜囊。打孔针由前向后进入下睑，与紧邻下睑边缘的眼睑结膜表面成 10° 角。打孔的深度应与毛囊移植物的长度相对应，用种植镊种植移植物（图 5.37、图 5.38）。

（四）术后护理

术后护理不需要医师辅助，患者可以自行处理。术后第 1 天，用 pH 中性的洗发水（温和的婴儿洗发水）轻轻冲洗供区。术后第 1 周，供区早晚涂抹防瘢痕凝胶治疗，白天涂抹脂肪醇软膏。

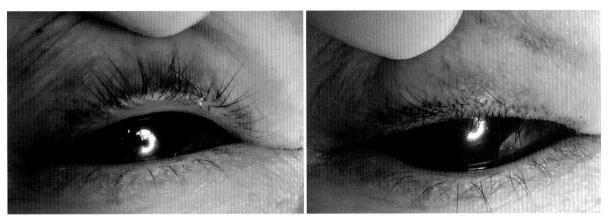

图 5.35　左图：将眼保护器放置于眼球表面，之后用手指固定上睑并向上拉，使睫毛直立，与医师的手指平行。打孔方向与睫毛平行。右图：受区睫毛种植孔

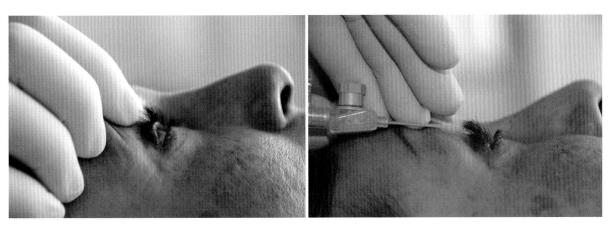

图 5.36　左图：为了方便打孔，医师用手指固定上睑并向上拉，使睫毛直立，与手指平行。右图：用输液针平行于睫毛方向打孔

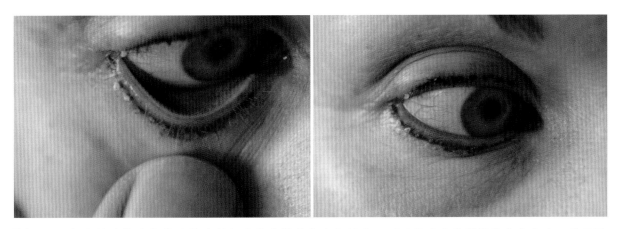

图 5.37　打孔针的精确定位及其孔径与毛囊移植物大小相适应，可以防止毛囊移植物方向向内，从而防止眼睑闭合时发生倒睫

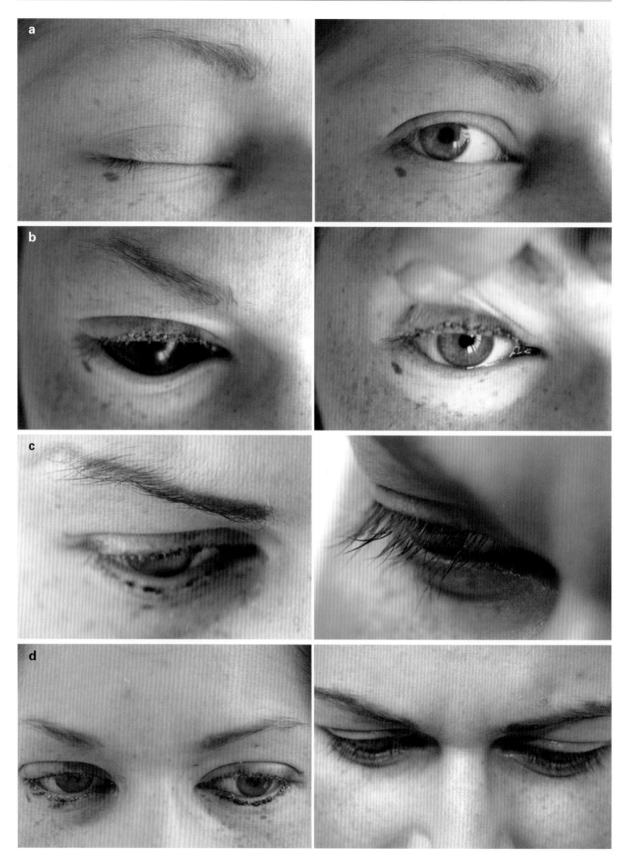

图5.38 （a）一位睫毛部分脱落的24岁女性患者。（b）睫毛种植术后即刻外观。左图：放置眼保护器后。右图：去除眼保护器后。（c）左图：睫毛移植术后5天外观。右图：术后4个月外观。（d）左图：睫毛移植术后即刻外观：双侧上下睑共移植了298个FU。右图：术后4个月外观。（e）术后4个月外观

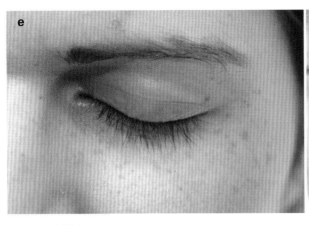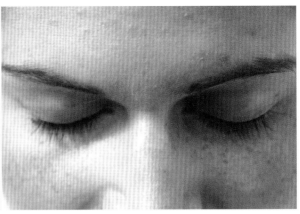

图 5.38（续）

从术后第 1 天起每天数次用水冲洗受区。建议患者双手靠近形成杯状盛满水，将眼睛轻轻放入水中，患者应避免触碰受区，然后轻轻蘸干。睫毛上的小痂通常在术后 10 ～ 12 天自行脱落。

术后服用布洛芬进行抗感染治疗，术后当天即开始使用，每天 3 次，每次 600mg，连续服用 3 天。

应告知患者，术后可能会发生血肿和肿胀的情况，但是不用担心，血肿和肿胀一般会自行消退。

患者术后 2 周内应仰卧睡觉。

（五）生长特征及术后情况

手术当天，移植睫毛的长度约为 1mm。而术后的情况因人而异。种植的睫毛通常会展现出以下 3 种不同的生长特征：

（1）种植的睫毛未发生脱落并慢慢开始生长。

（2）一部分种植的睫毛在术后即开始缓慢生长，而其他种植的睫毛发生脱落。脱落的睫毛在术后 3 个月开始生长，直至术后 8 个月达到最终密度。

（3）大部分种植的睫毛在术后 1 ～ 3 周内脱落，然后在术后 3 ～ 8 周开始生长。

种植的睫毛通常有 50% ～ 100% 的脱落率。因此，对于睫毛相对较为稀疏的患者，至少需要补种 1 次。

五、胡须移植

（一）患者群体及手术动机

进行头发、睫毛和眉毛移植的患者各年龄阶段都有，与之相比，进行胡须种植的患者更少，更具有同质性。进行胡须种植的患者 80% 是 18 ～ 30 岁的年轻男性。

选择胡须移植的患者基本都是因为胡须生长不完全或者没有胡须，完全是从美学的角度考虑而选择胡须移植。

在一些文化中，蓄胡须可能是宗教信仰的表达。在西方文化中，胡须在很大程度上是一种时尚或表达自己个性的方式。胡须的形式多样，有普通长度的胡须、上唇胡子、山羊胡、络腮胡等。

其余20%的寻求胡须移植的患者是为了遮挡创伤或如斑秃及唇裂等疾病导致的外观不佳。

（二）胡须移植的预后

对于原生胡须很少且面部皮肤正常者，预后非常好，存活率为70%～100%。如果受区是瘢痕区域，根据供区毛发的不同，存活率为40%～70%。

（三）供区毛发的选择

如果患者未患AGA，建议提取头皮毛囊，因为其数量充足。患有AGA的患者可以将胸毛作为供区毛发进行胡须移植。

但是，在小面积的治疗以及创伤后瘢痕的病例中，建议从颈部和下颌部提取胡须毛囊。小心细致地从该区域进行提取，能够提取300～500个FU而不会遗留瘢痕。另外，有时候使用胸毛也是一种不错的选择。

（四）术前设计

种植胡须所需毛囊移植物的数量随胡须形状而异。为了重建连鬓胡的两鬓，种植区域需要从鬓角连接至下颌区域，种植量为每侧150～250个FU，具体数量取决于移植区域大小。

上唇胡子需种植200～300个FU，而上唇胡须加山羊胡需种植500～600个FU。全面部胡须的种植不能一次完成，需要根据是否需种植上唇胡子，分一次或若干次手术完成，因为在治疗过程中可能需要种植多达数千个毛囊移植物。

（五）患者体位

麻醉期间患者采取舒适的水平仰卧位，头部由垫子支撑。在毛囊提取过程中，医师根据供区的部位选择适当的位置。在胡须种植阶段，医师坐于患者头部的后方。

（六）采用 IFUE 法操作

建议采用 IFUE 法种植胡须。也就是说，每从供区提取 100 ~ 150 个 FU 后立即进行种植。

（七）消毒和麻醉

先用消毒液消毒皮肤相应的区域，然后在整个受区注射含肾上腺素的丁哌卡因进行局部浸润麻醉。在手术过程中，应不间断地用生理盐水冲洗受区，以保证医师的手术视野清晰。

（八）打孔与种植过程

打孔方法与头部的毛发移植一样。打孔时要注意种植孔既不能过小挤压毛囊移植物，也不能过大使移植物绕其纵轴旋转或脱出。

推荐使用长为 0.8 ~ 1 mm、厚为 0.1mm 的刀片进行打孔。打孔应与皮肤表面成 5° ~ 7° 的夹角。种植移植物的生长方向应与现有原生毛发的生长方向一致（图 5.39）。

对于较小的供区，例如颈部和下颏，通常用绷带包扎并辅以喷雾药剂治疗即可。当供区较大或出血时，供区需用敷料和弹力绷带包扎。受区暴露即可。

（九）术后护理

与其他毛发移植术一样，术后护理不需要医师辅助。术后第 1 天，用 pH 中性洗发水（温和的婴儿洗发水）仔细清洗供区。术后第 1 周，供区每天早晚涂抹防瘢痕凝胶，白天涂抹脂肪醇软膏。

从术后第 1 天起，每天可用喷雾多次喷洒受区，然后非常轻柔地擦干。

在接下来的几天里，移植的胡须上通常会结痂。术后第 7 天，可以用指腹轻柔地清洗包括受区在内的面部。痂皮通常会逐渐自行脱落。

术后推荐服用布洛芬进行抗感染治疗，术后当天即开始使用，每天 3 次，每次 600mg，连续服用 4 天。

应告知患者，胡须种植区域术后可能会发生血肿和肿胀的情况，不用担心，血肿和肿胀会自行消退。

患者睡觉时，供区可受压，但胡须种植区域应在 1 周内避免受压，以免毛囊移植物脱出。

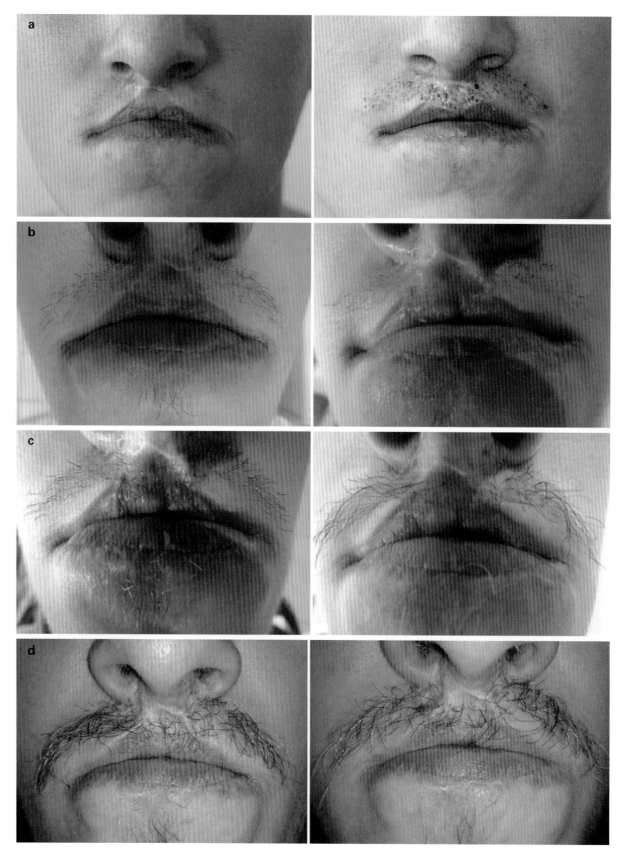

图 5.39 （a）一位 24 岁唇裂患者的胡须种植。左图：术前外观。右图：上唇种植 100 个头皮毛囊后的术后即刻外观。（b）右图：术后 1 个月外观。右图：术后 2 个月外观。（c）左图：术后 3 个月外观。右图：术后 4 个月外观。（d）左图：术后 5 个月外观。右图：术后 6 个月外观

第六章　其他

一、毛发移植的商机与伦理问题

现代毛发移植方法可以使大多数脱发患者的外观得到改善。因此，在过去的 10 年里，寻求毛发移植手术的脱发患者激增。同时，寻求毛发移植手术治疗的患者和从事毛发移植手术操作的医师数量的增加，以及毛发移植技术的进步，为所有相关各方创造了一种全新的竞争局面，其内容已远远超出了单纯的医疗因素。

美容手术是一个由患者的愿望和期望所引发的治疗项目。目前，毛发移植手术就属于这种情况，即只有医患双方就治疗预期（效果和费用等）达成共识，才能完成一次令医患双方都满意的手术。患者可以在不同国家或地区之间进行比较和选择，愿意前往异地接受心仪价格的毛发移植手术或在当地接受未开展的特殊治疗。患者的这种在国家和大洲间大量流动的情况也引发了一系列关于如何与患者沟通、协助患者办理出国手续、语言交流以及手术前后患者管理等许多额外的实际问题。有时不同的文化、手术要求和价格也会与每个不同国家的医疗法律框架发生冲突。这是许多医师相对难以应对的状况，因为这不仅超出了他们的医学教育范畴，也超出了他们在医院的日常工作，以及作为一名私立医院的雇员所能应对的情况。

对于医师而言，如何基于医疗条件和经济状况，采用有效策略来获得患者资源，并在竞争激烈的市场环境中处理好道德伦理问题，就显得非常重要。

对于许多医师来说，如何给自己定位、确立自己的医疗和商业战略，以及一些非常具体的问题，比如如何以及在哪里为自己招募患者进行手术治疗和培训，如何进行沟通等。这些都是新的挑战，而且对于成功至关重要。

事实上，必须从医疗、利益和实际选择的角度出发，具有战略性地看待整个过程，这也决定着植发医疗机构的最终发展状况。

（一）营销策略

1. 市场和目标群体

除了主动来就诊的患者，许多医师们对于必须了解的问题却一无所知。例如，谁是我的潜在客户？我的目标群体是什么？在全世界如果只有 10 名或 20 名医师进行毛发移植时，这些问题无关紧要。但是现在像伊斯坦布尔这样的城市就有 500 多家相关诊所，如何让潜在客户选择自己，将是一个至关重要的问题。每一位医师和每一个医疗机构都必须准确地考虑其目标群体。借助营销人员的经验根据各细分标准对客户进行分类，而不是采用单纯的医疗模式，这样可以进行更有针对性的沟通（表 6.1）。

在常用的标准中，人们很容易将重点放在明确可识别的、重要的人口统计学因素上，例如区域目标群体。当然，医疗机构的位置、周边的交通情况等也起着非常重要的作用，这些都可能会引起目标群体的兴趣。

除了简单的人口统计学因素外，至少在不同医疗机构的技术和价格相似的情况下，患者对于医师的选择主要受情感因素的影响。"信任"是一个十分重要的因素，而建立信任又是一个复杂过程，因为许多因素会影响患者对医师和机构的信任。其中，医师形象对信任的建立会有较大影响。

同时，医师也始终代表着医院的形象，医师还必须认同自己的工作和形象。医疗机构的形象没有"好坏"之分，但需要合理和恰当，即医疗机构的形象必须符合目标群体的期望。

表 6.1 客户的非医疗细分标准

人口统计学因素	心理学因素
年龄 收入水平 受教育水平 国籍 / 国家（例如西班牙人、土耳其人等） 性别 地理位置	性格外向 / 内向（根据陈述个人情况和讨论毛发移植的程度判断） 自发性（决策过程） 价格敏感度 生活方式（包括理想的发型） 信息来源
行为学因素	环境因素
病史	位置（影响其就诊选择）
服务偏好	家庭（影响其就诊选择）
媒体（尤其是互联网）的使用	政治局势（影响其就诊便利性）
时间投入	经济状况和所持币种（金融学因素）
旅行和语言灵活性	日常使用语种

2. 详细的竞争分析

在实现自己的想法之前，甚至在购买办公空间和设备时，查看其他同行的相关情况及他们向患者所提供的服务是非常有帮助的。这样做有利于反思自己还有哪些不足及可以提高的地方。

所以，不仅要花时间查看互联网信息，还要仔细观察周围其他医疗机构的运营情况，以及患者（客户）对这些机构的看法。

此外，了解竞争对手的财务实力和所花费的宣传费用也很重要。当然，有时候要了解这些内容比较困难。例如，如果一位西班牙医师使用西班牙语在媒体上做广告，患者很可能看不到，也发现不了。

3. SWOT 分析

当准备开设一家新医疗机构或思考现有机构的未来发展时，重要的不是从纯粹的机构运营及目标任务等方面进行思考，而是对开设机构这一想法的可行性进行评估，而这个才是决定所有战略成功的关键，太乐观或太悲观都不好。

开展任何业务，包括毛发移植诊所，对初始情况的错误评估可能会引起严重的后果。

SWOT 分析是世界上最广泛使用的评估实践初始情况的方法之一，它包含了一般（外部）的机遇和风险以及自身（内部）的优势和劣势。

应尽可能列出所有重要的内容。在此，笔者以"在中等城市中新开一所植发诊所"为例进行分析，探讨一下新开诊所时需考虑的问题（表6.2）。

表6.2　新开植发诊所的 SWOT 分析（示例）

优势（内部因素）	劣势（内部因素）
1. 在开设自己的诊所之前，已在其他植发诊所积累了长期的工作经验 2. 在许多患者论坛上已展示了良好的治疗效果 3. 新购的设备状况良好 4. 是在本地区唯一一位做手动 FUE 的医师 5. 有两名经验丰富的护士参与	1. 从"零"收入开始 2. 需投入大量资金 3. 许多患者有意向手术，但最终未进行手术 4. 缺乏营销经验 5. 每月费用
机遇（外部因素）	风险（外部因素）
1. 不断增多的市场需求 2. 关于毛发移植的广泛宣传减少了患者的心理障碍 3. FUE 现在是行业标准 4. 越来越多的术后"修复工作" 5. FUE 新技术为治疗患者提供了更多选择	1. 在同一个城市存在的竞争对手诊所 2. 大型植发中心在全国进行的广泛宣传 3. 外国诊所的低价优惠带来的价格压力 4. 并非所有新技术都是有效的，但患者却要求使用 5. 在一个充满政治争论甚至存在恐怖主义的地区，美容外科的内容可能会随时发生变化

SWOT 分析有助于创业者了解开设机构所需要的基本条件和先决条件，并且有助于早期明确任务和风险，以及确定与之相关的进一步行动。同时需要确定，要进行冷静求实的分析，再做出创业的决定。

4. 开发积累自己的个人案例

观察和学习其他人的同时，不应该忽视开发积累个人优秀案例的目标。医师可以有许多治疗风格，每一个愿意建立自己独特风格的医师都有足够的空间。不要抄袭他人，那样不会得到好的结果。

有了分析数据，就能够更加清楚所拥有的、所欠缺的以及未来的最佳客户。之后可以开始就这些方面进行宣传，并与"竞争对手"进行明确的比较。

基于要点可以制作一个简单的表格（表 6.3）。

5. 确定自己的独特销售主张（Unique Selling Proposition, USP）

对表 6.3 的研究和完成可以为确定自己的 USP 提供了坚实的基础。同时还要考虑患者的需要以及什么是自己所真正可以承诺和实现的。服务的可信度和真实性是长期成功的关键。所以要问自己几个问题：

（1）是什么使诊所独一无二？

（2）自己的特殊优势是什么？

（3）自己如何与竞争对手区分开来？

（4）自己在哪些方面优于竞争对手？

（5）哪些优势对自己的客户最具吸引力？

（6）自己现在和未来可以增加什么（如创新、额外的服务等）？

（7）自己可以提供哪些额外的好处？

虽然成功取决于许多影响因素，但重要的是要为自己寻找一个成功的制胜因素。寻找竞争优势的目的是为了实现某种独特性，从而建立一种独有的特征，即 USP。

USP 指的是医疗机构所具有的突出的和独有的特征，建立这种独特性可以促使客户很容易选择在你的诊所就诊。例如以下这些因素：

（1）某城市唯一的手动 FUE 诊所。

（2）某城市最有特色的诊所。

（3）除手术外，还提供独特的治疗套餐。

（4）所有操作均由医师完成。

（5）为忙碌的人提供独特的"周末选择"。

表 6.3　毛发移植诊所的简单竞争分析表

	诊所 A	诊所 B	诊所 C	诊所 D	你的诊所
技术（FUT / FUE、手动 FUE、植发机器人等）					
种植毛囊移植物的单价					
其他治疗					
提供的服务					
套餐价					
营销策略					
其他					

6. 写出诊所宣传材料并将其可视化

进行诊所宣传的最后一步是以网站、小册子和其他广告材料的形式进行文本和图像的展示。

许多医师在其网站上提供了大量的信息，比如一些漂亮的图片，但仅有这些是不够的。在网页上一方面要尽可能多地告知潜在客户有用信息，另一方面也要促使他们联系诊所，但在实践中能够做到这些是非常困难的。因此，我们不仅需要图片设计人员，还需要经验丰富的文案和网页设计师。此外，需要强调的是，医师要始终对宣传的内容负责，因此医师应该非常仔细地检查宣传广告的用语。此事涉及法律，而只有践行承诺才能在法律纠纷中立于不败之地。以下为一种实用的营销模式。

7. AIDA（Attention, Interest, Desire, and Action）模式

任何在广告和营销领域有经验的人都知道 AIDA 模式。它是著名的推销过程模型，由 4 个阶段组成，可以通过这 4 个阶段，使其潜在的客户最终成为消费者。

所有阶段都同样重要，也可以相互重叠。即使推销是每个营销人员的专长，了解并遵循这一模式也是有意义的，因为许多营销专业人士在实际工作过程中常常会迷失方向。

AIDA 模式包括引起注意、诱发兴趣、刺激欲望和促成消费 4 个阶段。

（1）**引起注意**：必须吸引潜在客户的注意，即必须使其开始注意到和了解到。可能需要一个有吸引力的图片或有趣的口号，目的是为了让患者注意。但是需要注意不惜一切代价求关注时可能会出现负面作用，特别是如果分散了注意力，甚至与诊所的服务相矛盾时更是如此。例如，以一辆红色法拉利作为主题可能非常引人注目，可能与成功和吸引力有关，但它也很容易引起"反节俭"和"非常昂贵"的负面解读。

（2）**诱发兴趣**：之后必须引起客户的兴趣。很重要的一点是，要尽早告诉潜在客户自己可以提供什

么特别的东西。通常情况下，宣传册或广告的标题应该能够吸引客户，使其愿意进一步了解产品或机构。

（3）刺激欲望：在这个阶段应该给客户介绍更多的细节，使客户产生购买产品或服务的欲望。应该有明确的理由解释为什么这个服务是好的或有趣的。介绍要简洁清晰，避免长篇大论。

（4）促成消费：应该引导客户自己采取行动。像"现在就打电话给我们"这样的简单而常用的口号将使这一步骤变得更为容易（图6.1）。

如上所述，在通常情况下，检查机构所制作的宣传材料非常重要，检查时需要重点关注以下内容：

（1）广告是否有吸引力和不同寻常，客户会关注它吗？

（2）它是否清楚说明机构能够提供什么？

（3）是否有接受度高的优势能够促使患者联系机构？

（4）是否有一个简单易见的联系方式供患者联系机构？

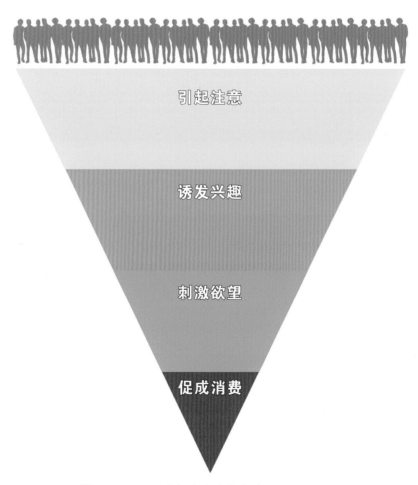

图6.1 AIDA模式将引导客户采取具体的行动

（二）医疗机构中的沟通流程

1. 非医疗工作流程

手术、操作和患者检查构成了医师的日常生活。但是当医师负责管理医疗机构时，有许多重要的管理问题需要明确和清晰。患者的询问需要快速地得到正确的回答，就像患者和客户必须很容易找到来医疗机构的路线以及他们的联系方式一样。

在一个小诊室里，一切都很简单。但是随着患者和员工数量的增多，确保患者的顺利就诊和明确员工的分工和职责会变得尤为重要。

2. 机构设置的细节

这里笔者不对医疗需求或毛发移植机构的细节进行讨论。

但是有些方面非常重要，这对于有经验的医师是不言而喻的，却往往被新机构所忽视：

（1）便利的公共交通，特别是如果机构位于大城市和／或附近没有合适的停车设施。

（2）诊所必须与宣传相一致。例如，那些提供高价治疗的机构建立时也应该为机构设施提供足够的预算。

（3）患者和员工的卫生间有助于提升机构的形象。

（4）机构外部适当的标签有助于避免误入的访客，也有助于加强机构的品牌。

3. 从事咨询者是医师还是植发咨询师

必须仔细考虑的重要问题之一是谁与患者进行沟通以及如何沟通。

虽然在较小的医疗机构这些通常是医师的任务，但是如果这样很快就会发生问题。医师必须考虑是将自己的时间用于手术、员工管理和培训、技术提高，还是与患者的日常沟通。

医师的时间、精力有限，所以在绝大多数植发机构中，与患者沟通的基础部分是由机构其他的聘用人员完成的。由此一个新的职业应运而生，即"植发咨询师"，目前这个称呼仍然不算是专业称谓。

这是一个涉及面非常广泛的领域，有许多问题需要考虑，有许多患者的疑问需要予以解答。其基本职责是，根据医师操作的具体细节，为患者提供咨询服务（类似于秘书）。同时，承担常规问题的处理。如有特殊问题，负责联系和请示医师。

常常存在这样一种情况，咨询师独自与客户沟通，而医师仅在手术当天才接触患者。这种模式在某些诊所较为常见，这些诊所是作为经济独立的公司运营的。但是在这种模式中，可能会出现大量的经济和伦理问题。毕竟手术效果取决于主刀医师。如果咨询师未能意识到手术有可能出现与计划不一致的情况时，就可能会与患者发生冲突。

从医学的角度上建议，外科医师在同意进行手术并承诺某些选择之前，必须获得患者完整的病史。

4. 在线招聘和数据管理

为患者提供咨询服务看起来非常简单，网站上的表单很容易创建，互联网将消息快速传递到世界各地。但是，每一位医师都应该非常小心具体地处理咨询问题。主要原因包括以下几个方面：

（1）咨询的数量远远高于实际的患者数量，因为电子通信的便捷鼓励患者向许多的诊所提出同样的咨询。

（2）即使从技术上讲，今天计算机上的硬盘空间已经足够，但是包括各种图像的数据量也是相当惊人的；必须保证沟通的可恢复性和可追溯性。如果更改电子邮件地址、处理咨询使用不同的计算机或设备以及使用不同的语言，以后在追溯与某位患者的所有讨论时就会有很多困难。

（3）需要考虑数据传输的安全性。今天，数据的安全和加密传输在技术上仍然存在问题，特别是当电子邮件要用不同的终端处理时更是如此。

（4）数据备份的问题。如果更换处理设备（例如更换手机），与患者沟通的完整数据备份就不易实现。

（5）除了技术问题外，还有管理问题。处理咨询时必须专业、快速、正确地予以回答，这样之后就不用再与患者讨论医疗或价格问题。特别是对于一天中大部分时间都待在手术室的医师来说，如果希望他在剩余的时间里亲自处理这些咨询，基本上难以实现。相反，如果由对专业知识储备不足的员工处理这些咨询问题，也可能会导致医患纠纷。

5. 网站、促销和患者信息

如今，网站已成为医疗机构及其医师的主要信息媒介。各种代理机构使得以可控成本建立专业网站成为可能。

在此必须再次强调，网站上的医疗和法律责任始终由医师承担，因此医师应当对此类广告的相关法律规定了如指掌。

请一位经验丰富的律师对自己的医疗网络广告进行审查并不是一种浪费金钱的行为，而是在法律保障方面的一项明智的投资。在许多国家，无论是在医疗方面还是竞争方面，都有非常严格的法律规定。

关于网站的设计，请参考上文关于营销策略部分的探讨，同时网站的设计必须适合医师及其风格。

还有一点需要考虑，许多网页广告在大屏幕上看起来很精彩，但是越来越多的患者只使用智能手机上网。因此，如何确保设计的网页广告能够满足不同人群的视觉需求及便于进行咨询是非常重要的。

6. 患者管理

如果一个医疗机构的患者来自外地，那么患者在现场的体验就越重要。该机构的交通便捷程度也非常重要，位于市中心或火车站附近的机构与位于远离公共交通的偏僻地点的机构相比，情况自然不同。

如果患者来自国外，除外语言问题，如何确保安全、舒适及可靠的交通也变得尤为重要。这也符合机构的利益，因为能够按照预约准时到达的患者所产生的问题要比迟到患者所产生的问题少得多。

尤其是在工资水平偏低的国家，大多数毛发移植机构都安排有专门的工作人员负责现场患者的管理和沟通。除了迎接患者的到来外，服务的项目还可以包括帮助患者安排住宿、餐饮、娱乐以及在机构中准时便捷地安排医疗预约等内容。

这些工作人员应具备良好的语言技能，并具有友好和稳定的性格。

在人力成本高的国家，通常不可能雇用员工来完成这项任务。网站中包含准确和易于理解的交通、住宿和联系方式等信息是非常重要的，以便在出现问题时进行快速、安全的沟通。

7. 术后护理

很少有患者在没有得到术后医嘱的情况下离开诊所。患者需要清楚地了解处理这些敏感新生头发的注意事项，这点是非常重要的。另外一个重要方面就是术后的头发护理。在这个方面，各个机构给出的建议并不完全相同。许多机构也会为患者提供一套护理箱，这样患者就不必在家里购买相应的产品。

大多数医师也知道他们不应该依赖口头医嘱，还应提供关于术后头发护理的纸质说明。但是患者回家之后，仍然会出现许多问题和困扰。部分患者是担心失去他种植的新头发，也对回到日常的工作场所而感到压力重重，而这些患者面临的问题需要医师或经验丰富的咨询师予以及时地解答。

有一些机构还会安排专门的工作人员来详细讲解如何进行术后的毛发护理。这当然只是一个理想的情况，因为个人或时间的原因，不可能为全部患者都提供该项服务。因此为患者提供术后毛发护理人员的联系方式是十分有意义的。

（三）论坛和媒体推广

如今的患者有较大的选择空间，因此医疗机构想要成功，就需要面向大众进行积极的宣传和推广。为了实现最佳的宣传方式，机构应认真分析自己所具有的优势，根据诊所的定位而选择不同的营销策略。特别是在选择特定宣传媒体方面，这里给出了一些指导原则。所有针对特定语言的员工都必须负责相关语种媒体的宣传。

现在，许多医师是通过互联网找到患者。数以百万计的网站也意味着数百万种寻找和联系患者或客户的方式。由于可能联系到客户的范围很广，只需关注重要的沟通和分销渠道即可，常用的媒体平台包括：

（1）视频网站（例如 YouTube）。

（2）论坛。

（3）在线广告（例如 Google AdSense）。

（4）搜索引擎优化（search engine optimization，SEO）。

（5）社交媒体（Facebook，Twitter，Instagram 等）。

这些媒体形式多样，广告也千差万别，如果没有专业中介机构的建议和参与，医师或机构很难管理这些平台，而这些专业中介机构比较熟悉这些媒体，能够结合各媒体的特点对机构进行相应地宣传。

同时还必须明确，没有必要同时利用所有这些媒体。更为明智的做法是通过对这些媒体的逐个测试而获得经验，尤其是在某些情况下，这些广告渠道的营销投资可能非常高，但在许多情况下并不会产生有效的宣传效果。

在此笔者将非常详细具体地阐述关于毛发移植主题平台的宣传途径，因为这对于绝大多数医疗机构来说都是非常重要的。

1. 传统媒体

由于毛发移植患者的典型年龄段为 20 ~ 45 岁，利用如报纸、广播和电视等传统媒体时必须谨慎判断，因为许多潜在的患者并不使用这些传统媒体。但是在很大程度上这也取决于潜在患者的社会地位和教育背景。

由于这些类型的媒体通常使用起来相当昂贵（包括设计成本），因此必须对潜在目标群体进行非常仔细的分析。对于本地的（区域营销）或非常具体的（如使用特殊语种的）目标群体进行分析将会更有意义。

无线电广播是一种较不常用的沟通渠道，但美国有一个著名的广播项目，即由斯宾塞·大卫·科布伦（Spencer David Kobren）所主播的《光头的真相（The Bald Truth）》（http://www.thebaldtruth.com/）。

另外，电视节目中经常有关于美容手术的报道，其中也包括毛发移植。

但是，使用这些媒体都需要一个具有相关经验和背景的专业中介机构。

近年来，在新媒体和互联网中出现了一些新的沟通渠道。

2. 论坛及其交流的特殊作用

论坛是互联网的一种创新。随着互联网的发展，脱发患者有了这样一种新的交流方式。随着交流软件的开发与功能的完善，用户可以匿名参与话题讨论，利用互联网作为一个平台来交流各自所关心或担心的问题。

因此，关于脱发这一主题，互联网上出现了新的、革命性的交流方式，而有关各方面以前从未以匿名的形式在国际层面上进行交流。

通过图片链接、个人经验分享和讨论贡献等，论坛成为所有关于脱发主题交流的中心联络点。每天都有成千上万的用户登录这些论坛，其中用户数量增长最快的板块是"毛发移植"。

这些论坛的讨论焦点可能涵盖所有的脱发形式，而关于毛发移植手术的讨论在其中占比可能有所不同。

3. 论坛用户

论坛用户可能出于各种原因和动机参与论坛中的讨论。根据内容，讨论的问题分为以下几种：

（1）个人分享：在这里，用户分享各自的脱发情况、治疗经历和感受等。通过该用户所发布的照片，其他参与者能够看到、了解其具体情况并参与到相关的讨论中。

（2）技术交流：具体的问题例如："我在哪里可以买到某产品？""手术后我该如何处理我的头发？"等。

（3）经验交流：每个人都可以参与有关产品和供应商的讨论，并发表他们的意见。留言可能是建议，也可能是批评。

以下动机促使用户积极参与论坛讨论：

（1）还没有勇气联系医师的患者。这通常与个人的羞耻感和焦虑有关。

（2）刚患脱发的患者，正在为他们的个人问题查找资料和寻找解决方案。

（3）已患脱发较久的患者，为其他脱发患者提供建议和精神支持。

（4）患者还没有就诊过，因此需要先在论坛就脱发问题进行沟通和探讨。

（5）已经接受治疗且正在寻求术后的其他治疗建议或对术后恢复过程不了解的患者。在某些情况下，他们的主诊医师的医嘱不够全面，或者他们希望与其他类似患者进行交流和比较，并提出诸如"在毛发移植术后几周内我的所有移植毛发脱落是否正常？"之类的问题。

（6）对毛发移植术后效果不满意的患者。他们在论坛表达他们的失望，也可能在论坛宣泄他们对医师的不满。

（7）对毛发移植术后效果满意，想要分享他们的喜悦并鼓励他人这样做的患者。他们分享自己所满意的治疗经历、主治医师或使用的药物，并鼓励其他用户采取类似或相同的治疗。有时主治医师也要求患者做出这样的交流，以作为一个成功案例进行展示。

（8）经历过多次毛发移植的患者被医师认为"挑剔"而被许多医师拒绝。这些患者往往没有得到医师关于替代治疗方法的充分建议，并且正在拼命寻找进一步的解决方案。在论坛上，他们收集信息，了解一些不太常见的治疗方法，例如，体毛移植。

4. 商业用户及其使用

有以文稿的形式提供治疗相关信息的医师或医疗机构。还有一部分属于这种情况，无论是直接从医师那里得到意见，还是通过咨询描述并分享自己成功治疗经历的患者。论坛的作用就像是一个加速器，可以使相关认知水平迅速得到提高。

还包括使用横幅和广告宣传其服务的医师或机构。

植发咨询师通过发表评论文章和发布广告引起人们对自己的关注，以便作为中介，向潜在患者提供关于选择医师和诊所的建议。

此外，该领域的专家还提供关于研究、科学背景以及当前和国际上相关进展的全面信息。

5. 论坛管理

论坛版主监督讨论，行使监管职能，也起到一定的调解作用，通常从用户群中招募。虽然一个论坛原本是一个相当自由的讨论区，但现在必须尊重相关法律。版主从内容和客观性两个方面检查投稿情况，在违反规则时发布警告，并可能解决论坛参与者之间的冲突。如果出现重复和严重的问题，他们可以删除帖子及禁止用户访问论坛。

与此同时，许多医师也意识到，论坛的在线文稿会对他们作为医师的个人声誉和营销产生重大影响。如果出现负面反馈，律师通常会代表机构立即做出回应，必须根据当地法规谨慎处理。

论坛用户的多样性以及他们各种各样的、时常是反面的意见，既是一种机遇，也是一种风险，因为只有满足了这些不同的愿望和需求，才能形成生动而富有建设性的讨论，使所有各方都能从使用论坛中获益。

6. 论坛数量

无论是在德国国内还是国际上，特别是已经拥有广泛用户基础的论坛最具吸引力，它可以为用户提供及时的信息和交流。因此，用户量较小的论坛难以与那些已经成功的论坛抗衡。在大多数国家和语种中，相关人士只在一两个论坛中在线交流脱发和毛发移植。欧洲国家的这些论坛大多是普通脱发论坛，也有相应的毛发移植亚组。只有美国的"hairsrestorationnetwork.com"才是一家有关毛发移植的专门网站。

确定论坛的客观标准并不容易。由于论坛都是私人运营的，因此无法统计出各个论坛确切的用户数量。但是，论坛的文稿数量是显示论坛受欢迎程度的一个相当有效的指标。下表提供了西方世界某些国家关于毛发移植论坛文稿估测数量的信息（表 6.4）。

7. 视频平台

YouTube 已成为年轻人的新的"电视节目"。在其中可以发现各种有关毛发移植的报道。虽然有许多类似的视频平台，但 YouTube 有着明显的优势。

对于许多年轻人来说，YouTube 是了解毛发移植的首选视频平台。但是，还必须明确指出，这些分享往往受到质疑，因为其存在以下问题：

（1）YouTube 不会对发布的视频内容进行任何的监控。

（2）YouTube 允许匿名视频，无论其是否出于商业利益目的。

因此，同一医疗机构可以上传大量的视频。同时必须注意，对于视频的质量需要严格把关。

拥有自己的 YouTube 频道将是一个有效的营销渠道，但也需要进行相应的准备，并不断进行更新。

要想在毛发移植领域的平台上取得成功并获得足够数量的访客的确较为困难。与互联网的其他部分一样，也需要专业人士参与到营销宣传当中。

表 6.4　某些西方国家毛发论坛及其对毛发移植术的报道情况

论坛 / 国家	已行毛发移植术的数量（2017 年 6 月）	其他脱发话题	备注
均使用英语			
美国			
http://www.hairrestorationnetwork.com/	400 000	35 000	
http://www.baldtruthtalk.com/	30 000	200 000	
http://www.hairlosstalk.com/	28 000	810 000	
http://www.hairlosshelp.com/forums/	20 000	90 000	
http://www.hairsite.com/	40 000	80 000	在 2016 年更换了论坛软件
http://www.heralopecia.com/	800	242 000	女性毛发移植绝对是一个有潜力的市场！
英国			
http://www.hairlossexperiences.com/	35 000	10 000	
使用其他语种的国家：			
法国			
http://www.international–hairlossforum.com/	67 000	36 000	
德国（奥地利，瑞士）			
https://www.alopezie.de	125 000	450 000	
希腊			
http://www.hairlossgr.com/	47 000	130 000	
意大利			
http://bellicapelli.forumfree.it/	235 000	130 000	
http://forum.salusmaster.com/	35 000	475 000	
挪威			
http://www.haarweb.nl/	56 000	340 000	
西班牙			
http://foro.recuperarelpelo.com/	144 000	370 000	

8. 社交媒体

Facebook、Twitter、Instagram、Pinterest 等社交网站的出现对互联网通信产生了重大影响。尽管如此，人们应该注意到的是，脱发在社交网站上并不是很重要的话题。因为这些社交网站不允许匿名交流。此外，在社交网络上的大多数人都想向他人展示自己完美的一面，而避免提及个人脱发问题。

虽然如此，但是在这些社交网站上进行宣传仍然是有用的，因为这些社交媒体的用户数量在不断增长。

尤其是 Facebook，通过 Facebook 与现有患者建立联系，从而找到新的患者并与其建立联系也是一种有效的宣传推广方式。

9. 在线广告

Google 的广告众所周知，该公司经营着非常专业的广告业务，在每个国家都有大量的医疗机构在这里进行广告宣传。

从理论上讲基本想法很有道理：在互联网上搜索"毛发移植"关键词的人是最可能需要进行毛发移植，并且会对能提供的相关服务感兴趣的人。实际上，通过相应的在线广告能够促成许多联系。

Google 的客户可以运作多个关键词以及不同的广告手法，以便能够非常精确地控制显示信息。

这种方式的问题是价格非常昂贵，Google 以一种竞价排名的方式确定每次点击的价格。

在毛发移植领域有大量的医疗机构，因此点击价格也相对较高。目前已经出现一些情况促使人们仔细检查这种方式的有效性：

（1）众所周知，操纵点击（点击欺诈）在 Google 上经常出现。指通过人工点击或特殊的软件点击并访问广告网络页面。由于点击的次数和收入呈正比，因此通过页面点击欺诈赚取费用的诱惑很大。目前，即使 Google 强烈反对这种欺诈方法，但也不能完全杜绝这种现象。

（2）感兴趣的客户会查看各种各样的页面，但是到底查看到何种程度才会至少进行一次具体的咨询，就是另一个问题了。有些系统可以对此提供非常准确的信息，当与 Google 合作时应该应用这种系统。

（3）有趣的标题会带来更多的访客，但不一定能带来更多的消费客户。因此，通过检查相关咨询，确保广告与实际咨询之间存在链接就显得非常重要。

当然，互联网不仅包括 Google 搜索引擎，还有很多广告宣传的方式。但是应该意识到的是，只有相对较小的一部分人对毛发移植感兴趣。这使得采用常规的互联网营销变得非常困难，因为至少 95% 的用户对这个主题根本不感兴趣。

除 Google 外，还有其他有趣的广告网络可提供某些优化选项。但是，适当寻求专业建议是必不可少的，否则对广告的昂贵投资可能很快就会被浪费掉。

10. 搜索引擎优化

在 Google 上投放广告的高成本迫使许多机构转而去寻求他们在搜索结果中排名的改善。所谓的 SEO 通常侧重于用户使用最为广泛的搜索引擎（Google 属于全球的搜索引擎，但在一些国家，BING 和百度搜索引擎也有相关的市场份额）。当一个用户在 Google 的搜索框中使用"毛发移植"一词进行搜索后会看到个性化的搜索结果。它取决于搜索者所处的位置、使用的语种以及之前的搜索历史。Google 为自己设定了为每个用户提供个性化优化的目标。

例如，来自纽约的患者采用 Google 搜索时，会在一定程度上优先看到当地的诊所。有 200 多个因素决定了最终搜索结果。

除了地理位置，搜索结果的内容和页面布局也经过了 Google 的仔细分析。

搜索引擎的优化通常包括以下不同的工作步骤：

（1）页面的优化，特别是大纲、文本部分、图片和视频。这项工作既有助于搜索引擎，也有助于用户，可以将信息以适当的标题清楚地呈现给用户。

（2）创建有趣的内容，并让其他页面链接此内容。

（3）建立一些有价值的"反向链接"到自己的网站仍然是最常用的方法之一。

虽然网站改进被 Google 认为是合法的，但现在大多数建立反向链接的方法被视为欺诈。试图通过非法手段来提高自己在搜索引擎中排名的行业也应运而生。但是这也会造成一定的风险，最终导致从搜索结果中被完全删除。

总的来说，搜索引擎优化是一个非常复杂的问题，需要专门的机构辅助。现在搜索引擎优化所需的费用高昂，每月通常需要花费 4 位数的欧元或美元。对其进行掌控几乎是不可能的，如果投入了几个月的费用还没有看到成效，就会导致很大的挫败感。

还有另一个必须注意的较大风险是，如果一个代理商成为中介，那么客户最终将依赖于该中介。如果决定终止合同，将要承担代理中介撤销订单的风险，这样可能导致失去进行搜索引擎优化的结果。

（四）结论和展望

更多的患者、更好的技术、越来越多的医师和更便宜的价格为毛发移植手术量的稳步增长奠定了基础。10 年前，世界上著名的毛发修复外科医师的数量很少，如今 4 位数的庞大数量的植发机构已经蓬勃发展起来。

因此，个体医师可以而且必须处理如何构建和建立其医疗和商业模式的问题。对于某些客户群体而言，无论是与地理相关、与价格相关，还是与采用的技术相关，机构都有明显的专业化趋势。为了成功地在市场上提供服务，每个机构都应该清楚地了解其所提供的服务以及获得新客户的优势。在这种情况下非常重要的一点是，既要与服务提供者（代理机构和咨询师）合作，也要接受医疗监督，不能向患者承诺医师无法实现的不切实际的效果。

互联网作为一个沟通交流的平台，尤其是论坛，为用户提供了各种各样的脱发咨询服务和交流平台，这些医疗沟通渠道是医疗沟通的一次革命。互联网的广泛使用和对其的重视越来越重要。

展望未来，互联网运营商必须越来越注重保证质量。

一方面，要确保个人分享内容的质量。实际上，一些言论的分享没有任何医学依据，导致了一些错误的、不科学的言论传播，并导致错误的结论和不正确的后续治疗建议。

目前，在互联网的许多领域中基本上没有对内容的控制，特别是在 YouTube 上，这是一个有可能影响未来发展的问题。从长远来看，应加强诚信度。每位医师都需要思考这种环境是否适合自己进行展示。

另一方面，提供关于技术、治疗方法和疗效等方面的更多信息是否有助于建立较好的沟通渠道，目前还是一个有争论的问题，但保证质量符合所有患者的根本利益。

二、欧洲毛发修复协会（European Organization of Hair Restoration Professionals, FUE Europe）的建立和发展

正如第一章所述，近年来毛发移植领域取得了决定性技术突破。毛发移植技术变得越来越精致和高效，现在是 FUE 毛发移植的时代。FUE 法是第一个可以直接提取单个毛囊单位的方法，这种奇妙的方法引起了笔者最初的兴趣，进而发展成为对毛发修复手术的绝对热情。这种毛发移植技术比以前使用过的方法更微创、更有效、更实用。

笔者想与其他志同道合的从事毛发移植的医师一起分享其对 FUE 法的经验。于是最终与曼特鲁普医师（Dr. Mentrup）、海特曼医师（Dr. Heitmann）创立了欧洲毛发修复协会（European Organization of Hair Restoration Professionals，FUE Europe）。在建立 FUE Europe 之初，其愿景是汇集经验丰富的专家，以便为确定最高的国际质量标准创造最佳条件，从而确保能在国际上为接受微创毛发移植的患者提供最高质量的手术。

目前，我们已经实现了这一愿景，FUE Europe 已成为汇集世界 FUE 法顶级专家的组织。

如今，FUE Europe 已经是一个国际性、非政府、非营利性、非政治性的组织，旨在制定和确保微创 FUE 技术的高质量国际标准，并为脱发患者提供专业咨询。该组织成立于 2010 年，现在总部设在瑞士苏黎世。FUE Europe 的会员主要是采用 FUE 法进行毛发移植的医师，并且有意愿保持最高的国际公认的质量和标准。

组织保护和术后自然的外观是毛发移植工作的最高追求。这需要治疗医师具备高水平的能力和多年的经验。

FUE Europe 会员们的目标是为每一位希望活跃于毛发移植领域的医学专业人士以及微创技术的教育和改进做出贡献。除此之外，他们正致力于普及关于采用 FUE 技术种植毛发的公众教育，提高公众对于

高质量、效果持久的毛发移植前景的认知。

（一）FUE Europe 的任务和目标

毛发移植已成为修复脱发的一种非常有效的方法。特别是 FUE 技术避免了患者供区线性瘢痕的问题。FUE 技术正在成为毛发移植中广泛应用的标准方法。

FUE Europe 的目标是将科学和实践统一起来，以便最终根据科学数据和事实制订切实可行的解决方案。该组织旨在通过组织年度会议、额外会议和研讨会、教育计划和比赛以及出版书籍等来实现这些目标。

当然，FUE 技术也引发了与之相关的其他新问题。因此，作为专业组织，FUE Europe 的目标是：

（1）收集、交流和提供有关脱发治疗和毛发移植新方法的信息。

（2）在医患间聚焦于 FUE 毛发移植技术，进行脱发治疗方案、治疗可行性等方面的讨论和交流。

（3）通过开展相关研究，支持第三方的研究及与其他科学家交流研究成果，丰富毛发生长生理学和毛发移植相关学科的知识。

（4）为专家和患者提供服务、产品和支持。

（5）作为注册会员的合作平台。

（二）FUE Europe 的会员

我们欢迎来自科研单位、大学、医院和临床的从事毛囊研究和毛发移植临床操作的专家加入 FUE Europe 之中。

FUE Europe 作为一个区域性的专业组织，旨在实现会员之间定期和密切的沟通和交流。短距离和务实的方法非常重要。

获得许可的医学博士和外科医师（包括技术人员和助理）均可注册并成为 FUE Europe 会员。

在此笔者代表 FUE Europe 会员董事会，欢迎您加入组织并完成组织的使命。

注册和获取更多详细信息，请访问 www.fue-europe.org 或通过电子邮件与委员会联系：office@fue-europe.org

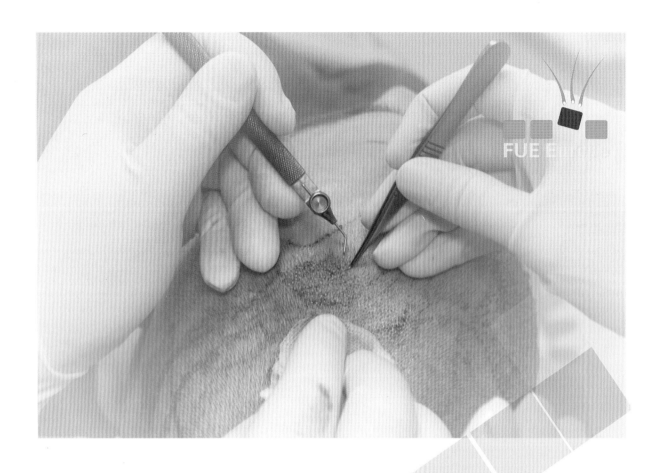

FUE Europe 是您的组织

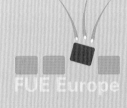

FUE Europe 会员们的目标是为每一位希望活跃于毛发移植领域的医学专业人士以及微创技术的教育和改进做出贡献。除此之外，我们正致力于普及关于采用 FUE 技术种植毛发的公众教育，提高公众对于高质量、效果持久的毛发移植前景的认知。

"加入我们的大家庭，一个致力于提供最高质量 FUE 技术的、正在快速成长的组织"

www.fue-europe.org